Abraham David Luna Sanchez
Fermin Guerrero

Tratamiento periodontal como coadyuvante en el control de la diabetes

Abraham David Luna Sanchez
Fermin Guerrero

Tratamiento periodontal como coadyuvante en el control de la diabetes

La Hemoglobina Glucosilada y la Glucosa en ayuno en respuesta a la terapia periodontal

PUBLICIA

Impressum / Aviso legal
Bibliografische Information der Deutschen Nationalbibliothek: Die Deutsche Nationalbibliothek verzeichnet diese Publikation in der Deutschen Nationalbibliografie; detaillierte bibliografische Daten sind im Internet über http://dnb.d-nb.de abrufbar.

Información bibliográfica de la Deutsche Nationalbibliothek: La Deutsche Nationalbibliothek clasifica esta publicación en la Deutsche Nationalbibliografie; los datos bibliográficos detallados están disponibles en internet en http://dnb.d-nb.de.

Coverbild / Imagen de portada: www.ingimage.com

Verlag / Editorial:
PUBLICIA
ist ein Imprint der / es una marca de
OmniScriptum GmbH & Co. KG
Bahnhofstraße 28, 66111 Saarbrücken, Deutschland / Alemania
Email / Correo Electrónico: info@omniscriptum.com

Herstellung: siehe letzte Seite /
Publicado en: consulte la última página
ISBN: 978-3-8416-8261-1

INDICE

LISTA DE TABLAS

LISTA DE FIGURAS

Modificación de los biomarcadores séricos de Hemoglobina Glucosilada y glucosa en ayuno posterior al tratamiento periodontal no quirúrgico.

Modification of serum biomarkers Glycosylated hemoglobin and Fasting Glucose after to non-surgical Periodontal Treatment.

Luna A, Guerrero F.

- Abraham David Luna Sánchez: Alumno del posgrado de Periodoncia

- Fermín Guerrero Del Ángel: Cirujano Maxilofacial adscrito al Posgrado de Periodoncia.

Universidad Autónoma de Tamaulipas, Posgrado de Periodoncia, Tampico Tamps.

Palabras Clave. Hemoglobina Glucosilada, Glucosa en ayuno, Diabetes, Periodontitis.

Resumen

Objetivo: Evaluar la efectividad del tratamiento periodontal no quirúrgico al control glicémico de pacientes diabéticos y no diabéticos.

Introducción: La interacción de la enfermedad periodontal se relaciona con el medio ambiente, huésped, factores microbianos y susceptibilidad genética.

En esta patología la interacción de las bacterias y el sistema inmunológico dan como resultado una producción elevada de mediadores inflamatorios como las interleucinas Il-1, Il-6 y el TNF-a que destruirán el tejido conectivo y óseo.

Se ha reportado la relación del efecto benéfico del tratamiento periodontal en el control glicémico en pacientes diabéticos y no diabéticos.

Materiales y métodos: Se trataron a 10 pacientes sanos y 5 diabéticos los cuales se tomaron los valores séricos de Glucosa en ayuno y Hemoglobina Glucosilada además de los parámetros de I.M.C, perdida de inserción. Índice de higiene oral de O'Leary y profundidad de sondeo previo al tratamiento periodontal no quirúrgico y posterior a tres semanas.

Resultados: Los promedios de las variables posteriores a tres semanas fueron para la Glucosa en ayuno fue de 121.5mg /dL a 100.55mg /dL, para la HbA1c fue de 7.0 a 6.1, I.M.C de 28.5 a 27.7, el Índice de O' Leary de 57.1% a 26.8%, profundidad de sondeo de 3.2mm a 2.4mm, pérdida de inserción de 1.5mm a 1.2mm.

Conclusiones: El tratamiento periodontal no quirúrgico demostró reducir los valores de los parámetros periodontales así como los valores séricos de Glucosa en ayuno y Hemoglobina Glucosilada y coadyuvar en el control glicémico.

Abstract.

Key words: Glycosylated Hemoglobin, Fasting Glucose , Diabetes, Periodontitis .

Aim: Check the effectiveness of non-surgical periodontal treatment on glycemic control in diabetics and non-diabetics.

Background: Periodontal disease is an interaction of the environment, host, microbial factors and genetic susceptibility.

In this condition the interaction of the bacteria and the immune system causes the production of inflammatory mediators such as IL-1, IL-6 interleukins and TNF-a that will destroy the connective tissue and bone.

Has been reported the relation regarding the beneficial effect of periodontal treatment on glycemic control in diabetic and non-diabetic.

Methods: 10 patients healthy and 5 diabetics patients were treated which the Serum Glucose values were taken in fasting and Glycosylated Hemoglobin in addition the parameters of BMI, loss attachment. Hygiene index O'Leary and probing depth too previous to non-surgical periodontal treatment and post three weeks.

Results: The average of three weeks following variables were for fasting glucose was 121.5 to 100.5, for HbA1c was 7.0 to 6.1, BMI of 28.5 to 27.7, the Index of O 'Leary from 57.1 to 26.8, probing depth from 3.2 to 2.4, loss attachment of 1.5 to 1.2.

Conclusions: The non-surgical periodontal treatment can reduce periodontal parameters values as well as the serum fasting glucose and glycosylated hemoglobin and assist in glycemic control.

Introducción

La enfermedad periodontal es una consecuencia de la interacción del medio ambiente, huésped, factores microbianos y susceptibilidad genética. La progresión de la enfermedad está relacionada con los factores de riesgo como: edad, género, tabaquismo, el nivel socioeconómico y las enfermedades sistémicas que presente el paciente. Denis F. y cols. (2000)

Chapple y cols (2013) y Taylor G. (2005) mencionan que en la enfermedad periodontal, la interacción de las bacterias, las células fagocíticas mononucleares y fibroblastos, dan como resultado una producción elevada de mediadores inflamatorios como interleucinas Il-1, Il-6 y TNF-a responsables de la destrucción periodontal debido a la producción de lipopolisacaridos (LPS) y peptidoglicanos derivados del metabolismo bacteriano. Los mediadores inflamatorios producidos por las bacterias y sus productos dan como resultado una sinergia. Correa S y Rengifo A (2013)

Tervonen T y cols (2000) y Westfelt E. y cols (1996) reportaron la relación del efecto benéfico del tratamiento periodontal en el control glicémico en pacientes

diabéticos y no diabéticos; aunque Rodrigues DC y cols (2003) han reportado lo contrario.

La diabetes mellitus es un trastorno que se caracteriza por una hiperglucemia debido a la nula o escasa producción de la hormona insulina por las células del páncreas, complicando la incorporación de la glucosa a las células.

Dan L. (2012) menciona que el remanente de glucosa se excreta por la orina y el que continua en el torrente sanguíneo puede provocar muchas complicaciones a largo plazo, como enfermedades microvasculares entre las que destacan la retinopatía, nefropatía y neuropatía, macrovasculares (cardiovasculares, cerebrovasculares), mayor susceptibilidad a infecciones y una mala cicatrización de las heridas.

Con la prueba de glucosa en ayuno pueden conocerse los valores de glucosa en sangre el día que se realice el examen de laboratorio y no debe de sobrepasar los 100mg. / dL. Castellanos J. y cols. (2002)

El eritrocito es una célula anucleada que contiene la proteína hemoglobina la cual tiene como función el transporte de oxigeno hacia las células. La vida media del eritrocito es de 120 días.

El examen de hemoglobina glucosilada nos expresa el nivel de glucosa en promedio de tres meses. HbA1c: Deseable 4-6%, Bueno 6.1-8%, Regular 8.1-11%, Descompensado 11%. Francis S (2005).

La diabetes tipo 2 es el mayor problema global de salud y en el mundo 347 millones de adultos la padece y correspondía en el año 2008 a una prevalencia global del 10 %. Danaei G. y cols (2011)

De acuerdo con la Organización Mundial de la Salud la prevalencia actual se podría duplicar para el año 2030 Zhang y cols. (2009)

La diabetes se divide en tipo 1 de carácter autoinmune y es insulinodependiente y el tipo dos o no insulinodependiente la cual se ve favorecida por factores ambientales como sedentarismo, obesidad tabaquismo etc. Teixidor J R. y Masso J.G, (2004)

La periodontitis promueve la resistencia a la insulina complicando la absorción de la glucosa de manera similar a la obesidad, liberando factores inflamatorios Gurav y Jadhav (2011).

El proceso inflamatorio de la periodontitis involucra el aumento de la permeabilidad de los capilares sanguíneos, siendo entrada potencial a la circulación sistémica para los mediadores inflamatorios así como los productos de la infección bacteriana. Gerry y cols. (2013)

El tratamiento periodontal puede influir en el metabolismo de la glucosa, reduciendo los niveles de Hemoglobina glucosilada y glucosa en ayuno, debido a que reduce los niveles de los mediadores químicos inflamatorios presentes en la enfermedad periodontal. Engebretson S, Kocher T (2013). Aunque Promsudthi y cols en su estudio del (2005) no encontraron resultados benéficos. El objetivo del estudio fue:

Evaluar la efectividad del tratamiento periodontal no quirúrgico a la salud sistémica de los pacientes diabéticos y no diabéticos mediante los resultados de laboratorio de Hemoglobina Glucosilada y Glucosa en Ayuno que son medidos en el plasmas sanguíneo previo y posterior a tres semanas y analizando los parámetros clínicos periodontales como sangrado al sondeo, profundidad de sondeo, perdida de inserción, reinserción, índice de masa corporal e índice de placa.

Materiales y Métodos.

Se seleccionaron los pacientes que llegaron al posgrado de periodoncia en el periodo de Agosto a Diciembre 2014 al posgrado de Periodoncia de la Facultad de Odontología de la Universidad Autónoma de Tamaulipas.

Como primer parámetro se les realizo la somatometría la cual consistió en obtener diferentes mediciones tanto del peso corporal total que se obtuvo mediante una báscula calibrada, la medida de la cintura la cual se obtuvo con una cintra métrica y el índice de masa corporal el cual fue el resultado de dividir el peso de una persona en kilos por el cuadrado de su talla en metros.

Antes de iniciar el tratamiento periodontal no quirúrgico se envió a todos los pacientes del estudio al laboratorio de análisis clínicos Lister para la obtención de los resultados séricos de Hemoglobina Glucosilada y Glucosa en Ayuno.

Posteriormente se realizó el tratamiento periodontal el cual consistió en primera instancia de la elaboración de un programa personalizado de higiene oral que incluyo la enseñanza de la técnica de cepillado de Bass y el uso de aditamentos como es cepillo dental de corte plano, hilo dental sin cera, y el revelado de la placa dentobacteriana mediante tabletas de fucsina.

Después se realizó el detartraje supragingival de los cuatro cuadrantes mediante el uso de un ultrasonido cavitron de la casa comercial Denstply® para eliminar los cálculos, y materia alba adherida a las estructuras dentales.

Posteriormente después de haber hecho los detartrajes se continuó la fase no quirúrgica con los curetajes cerrados subgingivales en los órganos dentales que presentaran bolsas periodontales mayores a 4 mm. y perdida de inserción clínica.

Los curetajes consistieron en la eliminación del epitelio de las bolsas periodontales así como de su contenido de tejido granulomatoso y de manera continua realizando el raspado y alisado radicular de las estructuras dentales con curetas Gracy tanto 11-12, 13-14 y 17-18 de la casa comercial Hu-Friedy para facilitar la reinserción de las fibras periodontales a la superficie radicular.

Se evaluaron así mismo los parámetros periodontales como son Sangrado al sondeo (SD) y la profundidad de sondeo (PB) con una sonda periodontal Williams de la casa comercial Hu-Friedy.

Se calculó el porcentaje del Índice de placa de O´Leary (IP) mediante una tableta reveladora de Fucsina para teñir las caras de todos los dientes presentes de acuerdo al método de conteo de las caras teñidas sumando las que no lo fueron y dividiéndolas entre el total.

La pérdida de inserción clínica (PIC) se corroboro con la profundidad de las bolsas periodontales y la reinserción de las fibras periodontales se observó posterior a tres semanas de haber hecho el tratamiento periodontal no quirúrgico y se verifico al realizar un segundo sondeo en donde se evaluaron además las características de la encía, color, textura y el grado o ausencia de movilidad dental.

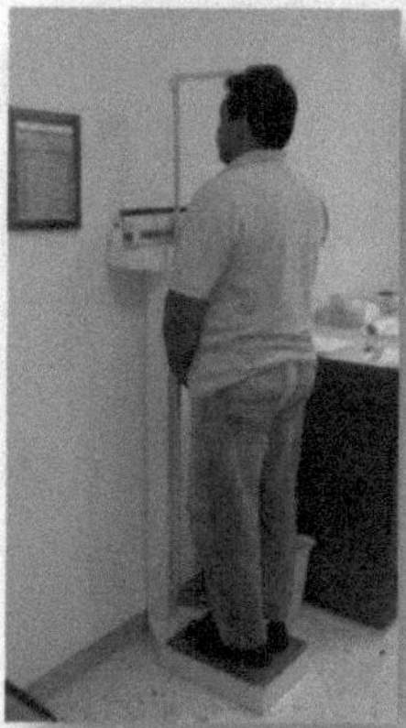

Fig. 1 Somatometria

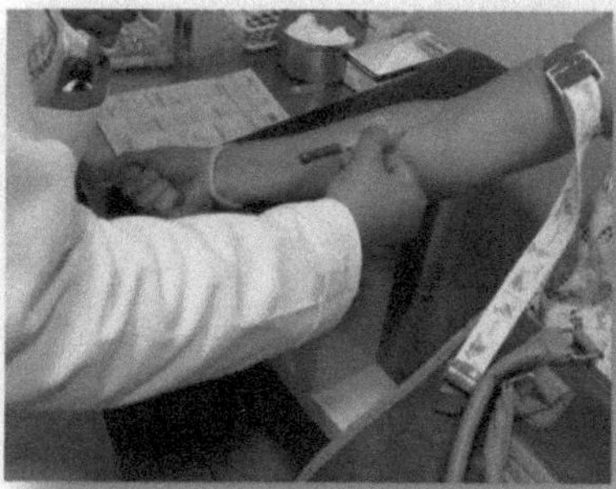

Fig. 2 Toma de muestra sanguínea

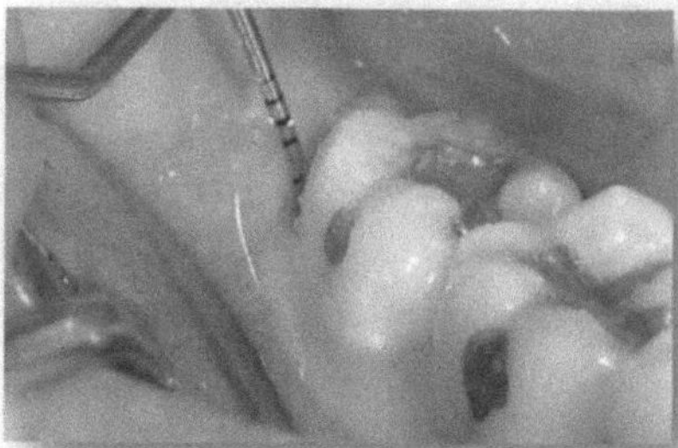

Fig. 3 Sondeo periodontal

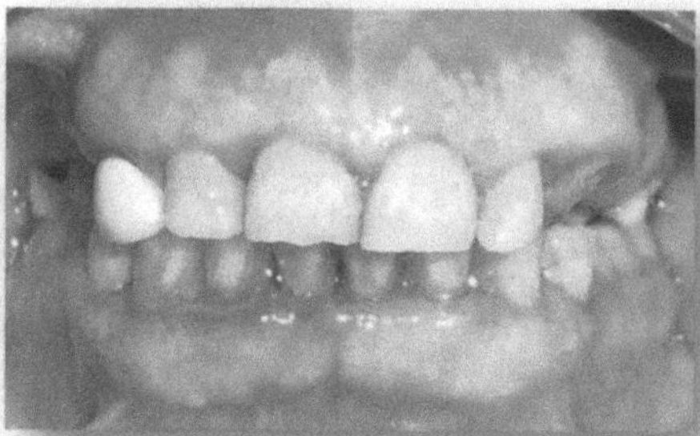

Fig. 4 Revelado de la Placa Dentobacteriana

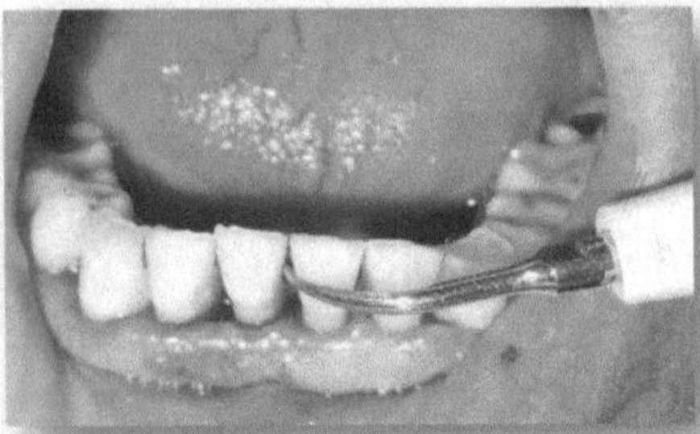

Fig. 5 Detartraje ultrasonico

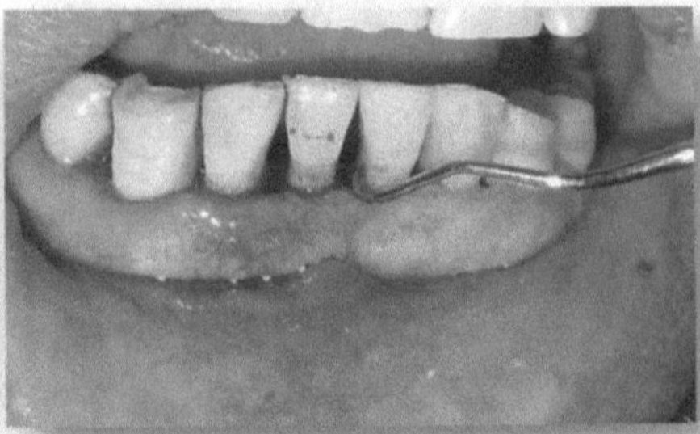

Fig 6 Curetaje cerrado.

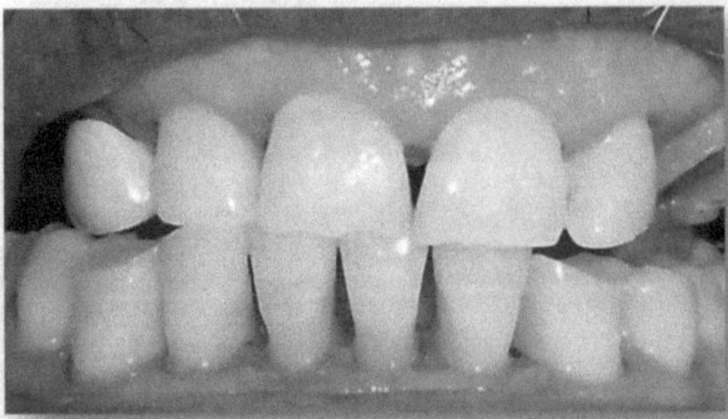

Fig. 7 Revaloración clínica

posterior a 3 semanas.

Resultados.

En la figura 8 se muestran los promedios de las variables de estudio previo y posterior al tratamiento periodontal no quirúrgico en un periodo de tres semanas, nótese la disminución de cada uno de los mismos.

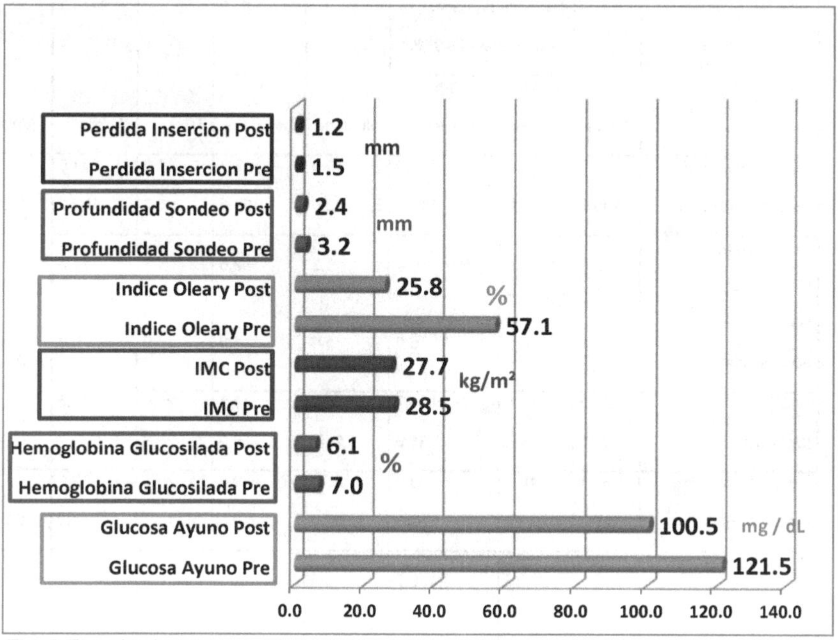

Fig. 8 Resultados de los promedios de las variables de estudio.

En la tabla 1 se puede observar la significancia estadística de las variables de estudio previo y posterior al tratamiento periodontal no quirúrgico en un periodo de tres semanas, nótese los resultados de la Hemoglobina Glucosilada y los PCP.

Tabla 1 Significancia estadística de las variables de estudio.

	Estadístico							
		Intervalo de confianza de medias del 95%						
	Media	Límite inferior	Límite superior	Mediana	Desv. típ.	Mínimo	Máximo	Valor P
Glucosa Ayuno Pre	121.5	95.1	147.9	100.0	47.7	77.0	254.0	
Glucosa Ayuno Post **mg/dL**	100.5	84.6	116.4	95.0	28.8	65.7	180.0	0.096
Hemoglobina Glucosilada Pre **%**	7.0	5.6	8.4	5.7	2.5	4.3	14.0	
Hemoglobina Glucosilada Post	6.1	5.2	6.9	5.6	1.6	3.9	9.4	0.046
IMC Pre **Kg/m2**	28.5	25.4	31.7	26.6	5.7	21.4	41.5	
IMC Post	27.7	24.4	31.0	24.9	5.9	21.3	39.2	0.541
Índice O'Leary Pre **%**	57.1	46.1	68.1	65.0	19.8	20.6	79.0	
Índice O'Leary Post	25.8	21.3	30.3	27.0	8.2	11.8	37.0	0.000
Profundidad Sondeo Pre	3.2	2.6	3.7	3.0	1.1	2.0	6.5	
Profundidad Sondeo Post **mm.**	2.4	1.8	2.9	2.2	0.9	1.3	5.2	0.000
Perdida Inserción Pre	1.5	1.3	1.7	1.5	0.3	1.1	2.2	
Perdida Inserción Post **mm.**	1.2	1.1	1.3	1.2	0.3	1.0	2.0	0.000

Discusión.

Según Chapple y cols. (2013). la periodontitis ha llegado a afectar al 50% de la población en el mundo y según los tejidos que afecta, se puede dividir en gingivitis cuando solo se centra en la encía y periodontitis cuando afecta al tejido óseo y se presenta perdida de inserción clínica. Newman G. (2010).

La enfermedad periodontal al ser un proceso infeccioso activo y crónico podría interferir en el metabolismo de la glucosa tanto en pacientes sanos como en diabéticos.

Estos hallazgos sugieren que la reducción de la infección periodontal puede reducir los niveles de HbA1c y glucosa en ayuno en un periodo corto de tiempo y mejorar el control glicémico. Esta relación es debida a la sinergia que se presenta cuando interactúan las citoquinas pro-inflamatorias como Il-1, Il-6 y el TNF que son producidas por las bacterias periodontopatogenas y que al interactuar con las células de defensa como neutrófilos y linfocitos también producen estas mismas citoquinas y exacerban este círculo patogénico que ocasionaran la destrucción del periodonto. Chapple y cols. (2013). y Taylor G. (2005).

La destrucción del periodonto, se explica mediante la sinergia de los productos del metabolismo bacteriano y las citoquinas inflamatorias de las células inflamatorias que activan a los osteoclastos produciendo reabsorción ósea. Correa S y Rengifo A (2013).

Los efectos de la enfermedad periodontal se ven exacerbados en pacientes diabéticos mal controlados, debido a que la glucosa que se encuentra en la sangre es aprovechada y metabolizada por las bacterias, aunque también existen reportes de similitud en pacientes sanos en los cuales los niveles de glucosa en ayuno y hemoglobina glucosada se ven modificados. Tervonen T. y cols (2000).

Gerry y cols. (2013) Mencionan que la enfermedad periodontal crónica puede ser el comienzo de entrada principal para los mediadores químicos hacia la circulación sistémica, debido a la permeabilidad vascular que se crea y Engebestron, S. y Krocher, T (2013) mencionan que la terapia periodontal puede reducir la cantidad de estos mediadores mejorando el metabolismo de la glucosa, debido que al reducirlos ya no modificaran los valores de la Glucosa en ayuno y la Hemoglobina Glucosilada.

Grossi y cols (2001) reportaron reducción de los niveles de HbA1c y glucosa en ayuno con la reducción del TNF en respuesta al uso sistémico de doxiciclina.

Por el contrario Promsudthi A. y cols. (2005) no observaron una reducción en los niveles séricos de HbA1c y glucosa en ayuno con el tratamiento mecánico en

combinación con el uso sistémico de doxiciclina. Por lo tanto nuestros resultados difieren a los obtenidos de Promsudthi y cols.

En este estudio observamos reducción de los valores de HbA1c y glucosa en ayuno en los pacientes de la población estudiada en un periodo de 3 semanas posteriores al tratamiento periodontal no quirúrgico.

Moeintaghavi y cols. (2012) en su estudio donde realizaron tratamiento no quirúrgico en pacientes diabéticos tipo II, reportaron que la HbA1c se redujo de 8.15±1.18 inicial a 7.41 ± 1.18 posterior al tratamiento, con un valor P = 0.003.

En nuestro estudio encontramos un promedio de HbA1c previo al tratamiento periodontal de 7 ± 2.5 y de 6.1 ± 1.6 posterior al tratamiento no quirúrgico en un periodo de 3 semanas, encontrando un valor P=0.046 lo cual fue estadísticamente significativo, aunque no se realizó de manera controlada ni en un periodo de tres meses como otros estudios lo mencionan.

Conclusiones.

En las condiciones y bajo las limitaciones de este estudio llegamos a la siguiente conclusión.

El tratamiento periodontal no quirúrgico posterior a las tres semanas es efectivo en la eliminación de la infección periodontal ya que al hacerlo bloquea el efecto de las citoquinas pro-inflamatorias, evitando que estas lleguen a la circulación sanguínea provocando la sinergia entre las bacterias y el sistema inmunológico del hospedador, siendo así un coadyuvante en el control glicémico de los pacientes diabéticos y no diabéticos.

.

Referencias Bibliográficas.

Fiorellini P, Kim M, O Satoshi. (2010) 'La encia' En: Cochran L, Giannobile V, Barrie K, Jhon N, Editores. *Periodontología Clínica*: 10 ª Edicion, Edit. McGraw Hill. España

Castellanos J, Díaz L. Gay O. (2002) *Medicina en Odontología.* 2ª Edición, , Editorial Manual Moderno, México .

Correa S y Rengifo A. (2013) Mecanismos moleculares implicados en la destrucción ósea en la periodontitis. Revisión de la literatura *Periodoncia Implantologia y Rehabilitacion Oral* **6**, 142-7

Chapple ILC, Genco R, and on behalf of working group 2 of the joint EFP/AAP workshop. (2013) Diabetes and periodontal diseases: consensus report of the joint EFP/ AAP Workshop on periodontitis and systemic diseases. *Journal of Clinical Periodontology* **40,** (suppl 14): 106-12.

Dan L. Longo, Dennis L. Kasper, J. Larry Jameson, Anthony S. Fauci, Stephen L. Hauser, Joseph Loscalzo, (2012) *Harrison Principios de Medicina Interna* 18 ª Edición. Edit Mc Graw Hill. España

Danaei G. (2011) National, regional, and global trend in fasting plasma glucose and diabetes prevalence since 1980: systemic analysis, of health examination surveys and epidemiological studies with 370 country-years and 2.7 million participants. *Journal of Clinical Periodontology.* **2**, 31-40

Denis F. Kinane, Melanie P. y Panagoita G. (2006) Enviromental and other modifying factors of the periodontal diseases. *Periodontology 2000* **40**, 107-19.

Engebestron, S. y Krocher, T. (2013) Evidence that periodontal treatment improves diabetes outcomes: a systematic Review and meta-analysis *Journal of Clinical Periodontology and Journal of Periodontology* **40,** (suppl 14), 153-63.

Francis S. Greenspan (2005) *Endocrinología básica y clínica.* 6ª edición Edit Manual Moderno. México.

Gerry J. Linden, Mark C. Herzberg (2013) and on behalf of working group 4 of the joint EFP/AAP Workshop: Periodontitis and systemic diseases: a record of discussions, *Journal of Clinical Periodontology.* **40** (suppl 14), 20-3

Grossi SG. (2001) Treatment of periodontal disease and control of diabetes: an assessment of the evidence and need for future research. *Annals Periodontology.* **6**,138–45.

Gurav A. y Jadhav V. (2011) Periodontitis and risk of diabetes mellitus. *Journal of Diabetes* **3**, 21–8.

Moeintaghavi, HR Arab, Y Bozognia, K Kianush, M Alizadeh: (2012) Non-surgical periodontal therapy affects metabolic control in diabetics: a randomized controlled clinical trial. *Australian Dental Journal.* **57**, 31-7

Rodrigues DC, Taba MJ, Novaes AB, Souza SL, Grisi MF. (2003) Effect of non-surgical periodontal therapy on glycemic control in patients with type 2 diabetes mellitus. *Journal of Periodontology.* **74**, 1361–7.

Taylor G. (2005) Periodontal infection and glycemic control in diabetes: current evidence inside dentistry, *Journal of Clinical Periodontology* **2**, 135-40.

Teixidor J R., Masso J.G, (2004*) Medicina Interna* Vol II 2 da Edición, Editorial Masson, España

Tervonen T, Karjalainen K, Knuuttila M, Huumonen S. (2000) Alveolar bone loss in type 1 diabetic subjects. *Journal of Clinical Periodontology.* **27**, 567–71.

Promsudthi A, Pimapansri S, Deerochanawong C, Kanchanavasita W. (2005) The effect of periodontal therapy on uncontrolled type 2 Diabetes Mellitus in older subjects. *Oral Diseases* **11**: 293- 8.

Westfelt E, Rylander H, Blohme G, (1996)The effect of periodontal therapy in diabetics.Results after 5 years. *Journal of Clinical Periodontology.* **23**,92–100.

Zhang G. y cols. (2009) The economic cost of undiagnosed diabetes. Population Health management *Journal of Clinical Periodontology* **12**, 95-101.

Introducción.

La enfermedad periodontal se puede catalogar como la patología mas común en el ser humano ya que consta de una variedad de clasificaciones las cuales comienzan por afectar los tejidos blandos del periodonto hasta la destrucción total de este en donde involucra la perdida dental.

Por otro lado la diabetes es un trastorno crónico degenerativo del metabolismo de los carbohidratos el cual al estar presente en el organismo va a producir diversos daños incluyendo al periodonto.

Cuando un paciente no se encuentra en control de la diabetes todos sus efectos secundarios se ven exacerbados y en el caso del periodonto, éste se verá afectado por aumento en la presencia de cálculo dental, inflamación gingival, movilidad dental y perdida de inserción clínica.

Existe escasa literatura de que la infección periodontal es capaz de alterar la glicemia de pacientes sanos. En este estudio se tratara de evidenciar esos resultados

Por lo tanto en este estudio se evaluara la manera en que el tratamiento periodontal no quirúrgico modifica el control glicémico de los pacientes diabéticos y de los no diabéticos mediante los resultados séricos de Glucosa en ayuno y Hemoglobina Glucosilada al eliminar la infección periodontal en un periodo de tres semanas.

CAPITULO I

MARCO TEORICO.

ANTECEDENTES

1 Relación entre la Enfermedad Periodontal y el hospedador

La enfermedad periodontal es una consecuencia de la interacción del medio ambiente, huésped, factores microbianos y susceptibilidad genética. La progresión de la enfermedad está relacionada con los factores de riesgo como: edad, género, tabaquismo, el nivel socioeconómico y las enfermedades sistémicas que presente el paciente.[1]

En la enfermedad periodontal la interacción de las bacterias, las células fagocíticas mononucleares y fibroblastos, dan como resultado una producción elevada de mediadores inflamatorios como las interleucinas IL-1, IL-6 y el TNF-a. [2]

La destrucción local en ésta inflamación involucra el aumento de la permeabilidad de los capilares sanguíneos, siendo entrada potencial a la circulación sistémica para los mediadores inflamatorios, así como los productos de la infección bacteriana [3,4]

Estas citoquinas están relacionadas con la destrucción del tejido conectivo periodontal y el hueso alveolar. Todo esto puede iniciarse como respuesta a una fase aguda sistémica .[5]

La infección periodontal predispone a la resistencia a la insulina y esto puede ocurrir independientemente de un estado diabético y persistir hasta tres semanas después de la eliminación de la infección. [6,7]

Se ha reportado la relación del efecto benéfico del tratamiento periodontal en el control glicémico en pacientes diabéticos y no diabéticos; [8,9] aunque otros autores han reportado lo contrario. [6,10]

1.1 Concepto de Diabetes como enfermedad crónico degenerativa.

La Diabetes Mellitus es una enfermedad demasiado importante desde el punto de vista periodontal. Se trata de un trastorno metabólico caracterizado por hiperglucemia crónica. La menor producción de insulina, la disfunción de la acción de esta o una combinación de ambas, produce una incapacidad de la glucosa para transportarse del torrente sanguíneo hacia los tejidos, que a su vez incrementa el aumento de glucosa en sangre y su excreción en la orina. El metabolismo de los lípidos también se modifica. La diabetes no controlada se relaciona con muchas complicaciones a largo plazo, como enfermedades microvasculares (retinopatía, nefropatía, neuropatía), macrovasculares (cardiovasculares, cerebrovasculares), una mayor suceptibilidad a infecciones y una mala cicatrización de las heridas. [11]

La hormona responsable de incorporar la glucosa a las células es la insulina que es secretada por las células β pancreáticas y suprime la glucogenolisis y la gluconeogénesis [12]

1.2 Clasificación de la diabetes.

1.2.1 Diabetes tipo 1. Suele tratarse de una enfermedad autoinmune, de comienzo generalmente juvenil (antes de los 30 años). Se asocia a determinados antígenos de histocompatibilidad y se caracteriza por insulinopenia secundaria a destrucción progresiva de las células β pancreáticas y con frecuencia se encuentran marcadores de autoinmunidad (autoanticuerpos antiislotes pancreáticos).

1.2.2 Diabetes tipo 2. Se asocia con un déficit secretor insulinico y a una disminución de la actividad periférica de la misma, es de etiología desconocida, reconoce a una herencia poligénica y multifactorial. Puede surgir a cualquier edad, pero preferentemente lo hace en la madurez, después de los 30 años y en dos terceras partes se asocia a obesidad [13].

1.2.3 Morbilidad y prevalencia actual

La diabetes tipo 2 es el mayor problema global de salud y en el mundo 347 millones de adultos la padece y correspondía a una prevalencia global del 10 % en 2008. [14]

De acuerdo con la Organización Mundial de la Salud la prevalencia actual se podría duplicar para el año 2030. [15]

Según datos de la Asociación Mexicana de Diabetes, se estima que en México 8.2% de los adultos mayores de 20 años son diabéticos y la enfermedad ocupa la cuarta causa de muerte en el país después de los problemas cardiovasculares, tumorales y accidentales.

Los pacientes con un diagnóstico de diabetes, deben llevar una dieta balanceada baja en carbohidratos y lípidos, ejercicio y terapia farmacológica sistémica.

1.2.4 Manifestaciones orales de la diabetes en relación con la enfermedad periodontal

-Aliento cetónico debido a los cetoacidos del metabolismo de los lípidos.

-Alteraciones reparativas y regenerativas.

-Hiposalivacion.

-Enfermedad periodontal exacerbada.

La reconocida susceptibilidad a enfermedad periodontal hace que los procedimientos de valoración deban ser minuciosos y exhaustivos, el tratamiento periodontal debe ser cubierto en todas sus etapas y los procesos de mantenimiento periodontal estrictamente cumplidos. [16]

Además de la diabetes y otras enfermedades sistémicas que provocan inmunosupresión, la Enfermedad Periodontal puede afectar la susceptibilidad del huésped a otras enfermedades crónico degenerativas a través de factores compartidos de riesgo· [17] En este caso la información sobre complicaciones de Diabetes Mellitus y Enfermedad Periodontal revela que una respuesta inmune innata podría ser el antecedente de ambos estados, lo cual probablemente tiene un efecto sinérgico cuando coexisten en el huésped, [18-20] jugando un papel muy importante el estado de hiperglucemia en asociación con alteraciones biológicas [21] que resulta en una activación inmunológica que se vuelve crónica y provoca una inflamación de varios órganos del hospedador incluyendo el periodonto.[18]

Los pacientes con periodontitis tienen niveles de citoquinas inflamatorias como FNTα IL 1 β e IL -6 en sangre, sin embargo los pacientes diabéticos poseen

Células hiperinflamatorias inmunológicas que podrían llegar a exacerbar el incremento en la producción de citoquinas [22], pudiendo incrementar la resistencia a la insulina y hacer más difícil el control de la diabetes [23,24].

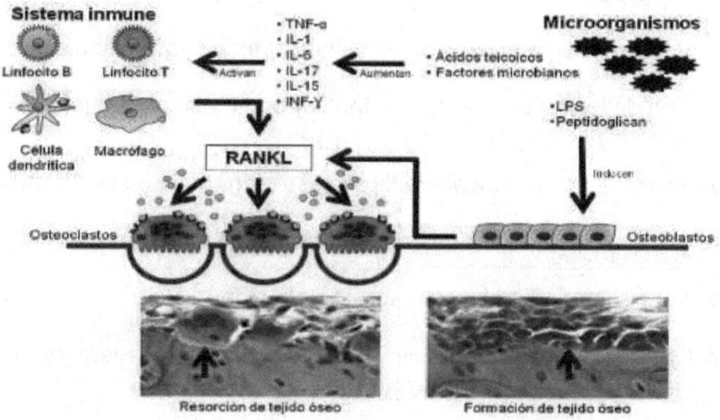

Fig 1 interacción de las bacterias, citoquinas y células inmunológicas

Se sugiere que con el avance de las enfermedades periodontales se provocara un proceso infeccioso con un componente inflamatorio y estos pueden afectar de forma adversa el control de la Diabetes Mellitus y sus complicaciones.[25] Ver Fig 1.

En la diabetes, el hospedador posee alteraciones inmunológicas, en especial en la función de los LPMs y existen alteraciones estructurales de los tejidos periodontales, como consecuencia del aumento del estrés oxidativo y la formación de productos avanzados de glucosilaciones no enzimáticas (AGEs), ya que estos interactúan con los LPMs activándolos y alterando su función.

La enfermedad periodontal es la condición crónica más común en los humanos alrededor del mundo. La periodontitis ha llegado a afectar a aproximadamente el 50 % de los adultos y cerca del 60 % son mayores de 65 años. El impacto de la periodontitis grave abarca del 10% al 15% de la población.

La enfermedad periodontal es en un inicio de origen microbiano, en la cual existe una mala regulación de los procesos inmuno-inflamatorios responsables de la mayoría de la destrucción de los tejidos del hospedador y de la perdida dental.

Existe un incremento en la evidencia de resultados de que la inflamación sistémica es vía de entrada de microorganismos orales y sus factores de virulencia dentro de la circulación sanguínea. También existe una elevada evidencia de niveles de proteína C-reactiva y otros biomarcadores del estrés oxidativo en el suero de la sangre. [26]

La relación entre la diabetes y la enfermedad periodontal no es unidireccional, los procesos inflamatorios derivados de la periodontitis afectan la progresión de la diabetes.

La elevada producción de mediadores de la inflamación, junto con el estrés fisiológico derivado de procesos infecciosos, afecta el control metabólico de los pacientes diabéticos. El correcto tratamiento de la periodontitis ayuda a mejorar el control metabólico de estos pacientes.

En los pacientes diabéticos se produce un círculo patogénico en el que el estado diabético favorece la aparición y progresión de la periodontitis, que llega a afectar el control metabólico del paciente empeorando el control de los niveles de glucosa.

Solo el tratamiento combinado tanto sistémico como periodontal no quirúrgico de ambas patologías es el único que podrá llegar a resolver círculo patogénico. [27]

Se han encontrado estudios los cuales apoyan que el tratamiento periodontal puede influir en el control glicémico. [28-29] y que este mismo control podrá estabilizar parámetros periodontales.[30]

También existen reportes en los cuales se ha logrado la disminución del TNF y la Hemoglobina glucosilada mediante el uso sistémico de doxiciclina.[31]

2 Métodos para el Diagnóstico y tratamiento de la diabetes

Para hacer una valoración integral de los pacientes odontológicos, además del interrogatorio y de la exploración del paciente, con frecuencia se requiere de pruebas y procedimientos que permitan al dentista confirmar su impresión diagnostica o descartarla.

Las pruebas de laboratorio que son de utilidad para el dentista, le facilitan la identificación temprana de enfermedades sistémicas y le permiten remitir al paciente con el médico. Conocer el control que tiene el medico sobre enfermedades ya diagnosticadas nos permite tomar decisiones en el plan de tratamiento dental de estos pacientes.

2.1 Exámenes de Laboratorio para el control glicémico.

2.1.1 Glucosa en ayuno.

Con esta prueba pueden conocerse los valores de glucosa en sangre el día que se realice el examen de laboratorio. Sus indicaciones son para pacientes diabéticos en quienes puede tenerse un control sobre la ingestión de carbohidratos y el ejercicio realizado, pacientes diabéticos hospitalizados, diabéticos tipo 1 y en quienes se requiere conocer los valores de glucosa el día de la consulta

La valoración del laboratorio para el control de la diabetes se basa en los siguientes valores.

- Hasta 100 mg/dL. Para la glucosa en ayunas. [16]

2.1.2 Hemoglobina Glucosilada:

La hemoglobina es una proteína que se encuentra dentro de los glóbulos rojos y se ocupa del transporte de oxígeno. La glucosa en exceso entra a los glóbulos rojos y se une con moléculas de hemoglobina glucosilándola. Tiendo el eritrocito una vida media de 120 días.

La hemoglobina glucosilada refleja los niveles de glucosa en sangre durante 120 días y es una medida muy aceptable del control glicémico. [32] [33]

Los parámetros de este examen son:

- 4 a 6% Normal
- 7% Buen control de la diabetes
- 7 a 8 % Control moderado de la Diabetes
- >8 % Se sugieren acciones para mejorar el control de la Diabetes. [34]

La diabetes está asociada con la presencia y progresión de periodontitis y la infección periodontal está asociada con un control glicémico pobre en personas con diabetes. Existe también evidencia de que la diabetes gestacional puede afectar a la salud periodontal y adicionalmente la enfermedad periodontal está asociada con el incremento del riesgo de complicaciones de la diabetes. [35]

2.2 Tratamiento médico para los pacientes con Diabetes.

El medicamento más usado para el tratamiento de los pacientes con diabetes es la metformina que pertenece a la familia de las biguanidas.

Esta es una biguanida de segunda generación que baja los niveles de glucosa en sangre por descenso de la producción de glucosa hepática (inhibición de la gluconeogénesis) y también y descenso de la resistencia a la insulina. El mecanismo de acción parece tener una acción en las mitocondrias de los hepatocitos, en donde la metformina interfiere en el paso de calcio intercelular decreciendo la gluconeogénesis e incrementando la expresión del transporte de calcio. [36]

La metformina en los pacientes diabéticos reduce la incidencia en el tipo 2 de esta enfermedad en un 31 %. [37]

Cuando es usada disminuye el nivel de glucosa en 60- 70 mg/ dl, los niveles de triglicéridos y los niveles de colesterol en sangre entre un diez y un quince por ciento.

La dosis inicial de metformina es de 500 mg dos veces al día para minimizar el daño a la mucosa gastrointestinal. [36]

Existen otros medicamentos que también se pueden usar con o sin la metformina, como la familia de las sulfonilureas que estimulan la secreción de insulina por parte del páncreas y la familia de los inhibidores de la enzima alfa glucosidasa que estimulan una absorción baja de los carbohidratos, aunque la metformina suele ser el medicamento de primera elección. [38]

2.2.1 Dieta del diabético.

Abarca una ingestión calórica suficiente para establecer o conservar el peso corporal normal, evitar la sacarosa concentrada, distribuir las calorías en un patrón razonable, incrementar el contenido de fibra en la dieta y regularizar la ingestión de alimentos. Deberá planearse una dieta individualizada de preferencia con ayuda de un nutriólogo. En el caso del diabético que pesa demasiado, la finalidad más importante es la reducción de peso.

2.2.2 El ejercicio en el paciente diabético

El ejercicio intensifica la acción de la insulina, puede ser benéfico en el control de la glucemia, puede disminuir factores cardiovasculares y el peso corporal. [39]

2.3 Manejo odontológico y periodontal en pacientes con diabetes

La primera indicación que debe darse al diabético es que no altere su ingesta ni su tratamiento médico, procurando equilibrio medicamento-dieta, enfatizar sobre no alterarlos por causa exclusiva de la consulta dental y puntualizar el hecho de no asistir en ayuno para evitar la posibilidad de descompensación (hipoglucemia); su estabilidad depende del adecuado balance de estos dos factores, incluido también el factor emocional.

Cualquier tipo de tratamiento dental debe iniciarse hasta saber si el paciente está adecuadamente controlado de acuerdo con su condición individual.

Para manipulaciones quirúrgicas que incluyan extracciones, cirugía periodontal, cirugía bucal y maxilofacial, el control adecuado es necesario, pues no solo se está expuesto a descompensaciones metabólicas, sino a complicaciones por una reparación retardada, infección y sangrado secundario por defectos en la herida.

Sin embargo, tratándose de una emergencia, las cifras menores a 180 mg/dL brindan un margen de seguridad en cuanto a sangrado; sin embargo, los riesgos de infección y reparación seguirán de manera evidente comprometiendo el pronóstico del paciente. [16]

2.4 La Diabetes como factor de riesgo de Enfermedad Periodontal.

Tanto la diabetes como la enfermedad periodontal juegan un rol muy importante y comparten una patogénesis en común que involucra cambios en la respuesta inflamatoria que pueden ser observados a niveles locales y sistémicos.

La relación entre la diabetes y la enfermedad periodontal provee un ejemplo de predisposición de una enfermedad sistémica a una infección oral, una vez que la infección está establecida el desorden oral exacerba a la infección sistémica.

Los productos bacterianos como las endotoxinas o los lipopolisacaridos también juegan un rol importante en la propagación de la respuesta inflamatoria del hospedador. [40]

La periodontitis grave está asociada con un incremento de la hemoglobina glucosilada en individuos con o sin diabetes tipo dos.

En las personas sin diabetes, la progresión de la periodontitis entre 5-10 años fue asociada con incremento de la hemoglobina glucosilada y el deterioro de la tolerancia a la glucosa. [26]

La reducción de los niveles de hemoglobina glucosilada obtenidos con las intervenciones del tratamiento periodontal, equivale al efecto de agregar un segundo fármaco a la terapia de primera elección en el tratamiento de la diabetes.[26]

La reducción en la hemoglobina glucosilada se basa en el efecto y el éxito del tratamiento periodontal y sus resultados a tres meses son de 0.36 %. [41]

3 Periodoncia y enfermedad periodontal.

3.1 Definición del Periodonto como como unidad básica funcional y estructural.

El periodonto está formado por los tejidos de soporte y protección del diente; la encía, el ligamento periodontal, el cemento y el hueso alveolar. Se ha dividido en dos partes: la encía, cuya función principal es proteger a los tejidos y el aparato de inserción, compuesto por el ligamento periodontal, el cemento y el hueso alveolar.

La encía es la parte de la mucosa bucal que cubre las apófisis alveolares de los maxilares y rodea el cuello de los dientes.

Sus características clínicas en un adulto son: la encía normal cubre el hueso alveolar y la raíz del diente hasta un nivel coronal a la unión amelocementaria. La encía se divide anatómicamente en marginal, insertada e interdental.

La encía marginal o no insertada corresponde al margen terminal o borde de la encía que rodea a los dientes a manera de collar.

El surco gingival es un surco poco profundo o el espacio alrededor del diente que

conforman la superficie dental, por un una parte, y el revestimiento epitelial del margen libre de la encía por el otro. Tiene forma de V y apenas permite la entrada de una sonda periodontal de 2 a 3 mm.

Una barrera intacta del epitelio gingival del surco y del epitelio de unión impide la invasión bacteriana hacia los tejidos periodontales.

El fluido gingival crevicular (FGC) proviene del plexo gingival que fluye dentro de los vasos sanguíneos del corion gingival, el cual subyace en el revestimiento epitelial del espacio dentogingival y se describe como una mezcla de sangre, el cual incluye:

Electrolitos, pequeñas moléculas orgánicas, proteínas, citoquinas, anticuerpos específicos, antígenos bacterianos, enzimas del huésped y enzimas de origen bacteriano. Ver Fig. 2

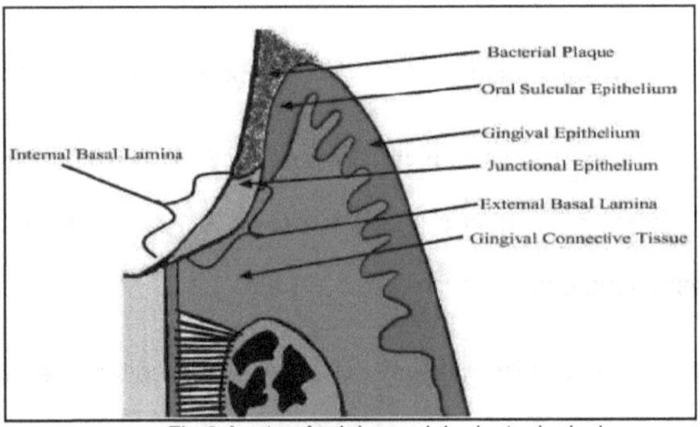

Fig 2 Anatomía del complejo dentogingival.

La encía insertada es continuación de la encía marginal, es firme, resistente y está unida fijamente al periostio del hueso alveolar. La superficie vestibular de la encía insertada se extiende hasta la mucosa alveolar relativamente laxa y móvil y está delimitada por la unión mucogingival.

La encía interdental ocupa el nicho gingival, que es el espacio interproximal debajo del área de contacto del diente. La encía interdental pude ser piramidal o tener forma de col. [42]

3.2 Concepto de Enfermedad Periodontal.

La acumulación de placa bacteriana en la encía sana, se desarrolla, primero, una gingivitis inicial, después una temprana y finalmente una establecida [43]. Los productos producidos por la placa bacteriana (enzimas, ácidos, etc) ocasionan daño a la encía, a su vez el mismo organismo responde con una respuesta de defensa, que conduce a una gingivitis crónica (inicio de la enfermedad periodontal) misma que puede convertirse en una periodontitis. [4] En estudios realizados en México DF sobre la prevalencia de enfermedad periodontal asocia la historia natural de la enfermedad con el avance de la edad y el paso del estadio de gingivitis a enfermedad periodontal.

La periodontitis promueve la resistencia a la insulina complicando la absorción de la glucosa de manera similar a la obesidad, liberando factores inflamatorios [46] Ver Fig. 3

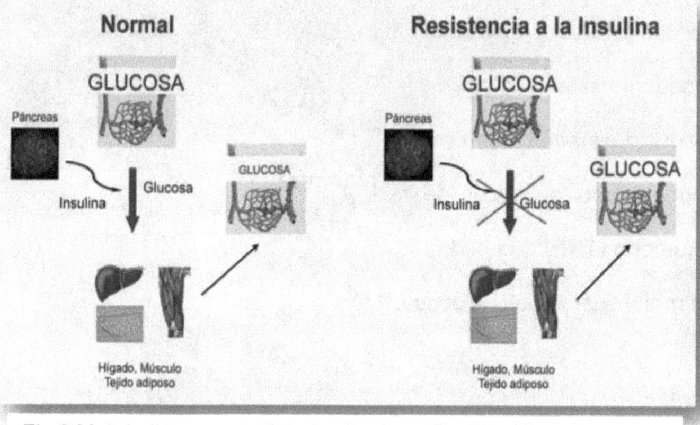

Fig 3 Metabolismo normal de la glucosa y Resistencia a la insulina

Se puede afirmar que existe influencia en los factores predisponentes a la enfermedad periodontal tales como la edad, alcoholismo, tabaquismo y la diabetes.[47]

Más del 90% de la población mexicana requiere de algún tratamiento periodontal, y es evidente la necesidad de implementar medidas de fomento a la salud y protección específica, que permitan que la población que en este momento permanece sana, se conserve de esta manera y la enferma, regrese al estado de salud.[47]

La enfermedad periodontal podría afectar la absorción de la insulina por medio de los mediadores pro-inflamatorios. La alta permeabilidad vascular presente en un periodonto inflamado podría ser la fuente de mediadores pro-inflamatorios como el factor de necrosis tumoral (TNF) que podría afectar el metabolismo de la glucosa.[48,49.]

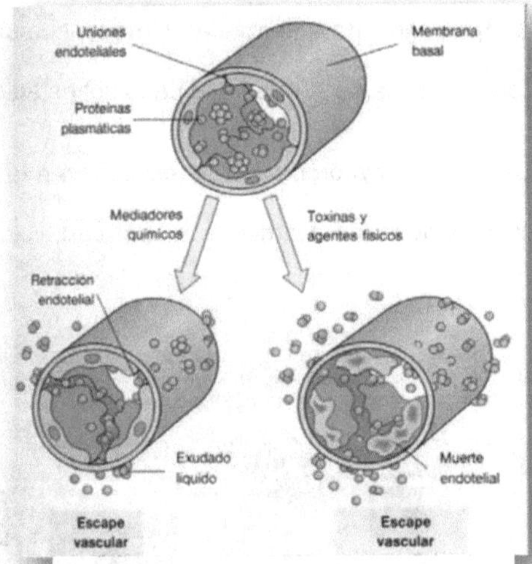

Fig, 4 Permeabilidad vascular y liberación de citoquinas

Además el TNF estimula la secreción de ácidos grasos y evita significativamente la absorción de la insulina. [50]

La bolsa periodontal se define como un surco gingival profundizado por un proceso patológico y es una de las características clínicas más importantes de la enfermedad periodontal. Ver Fig. 5.

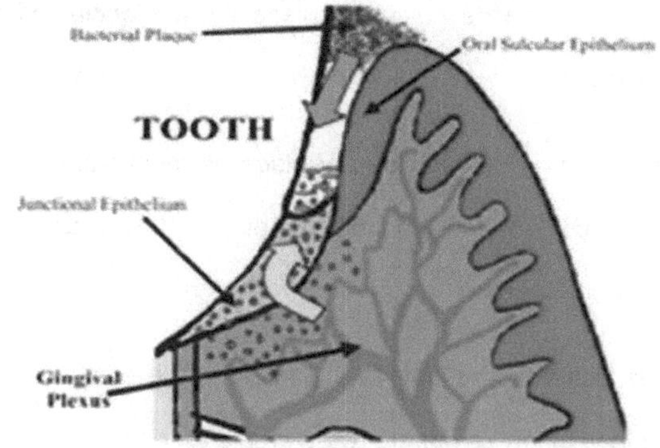

Fig 5 Invasión bacteriana y formación de una bolsa Periodontal

-Bolsa Gingival (pseudobolsa) se forma por el agrandamiento gingival sin destrucción de los tejidos periodontales subyacentes.

-Bolsa Periodontal. Se presenta con destrucción de los tejidos periodontales de soporte. La profundización progresiva de la bolsa lleva a la movilidad y a la exfoliación de los dientes.

Existen dos tipos de bolsas periodontales.

-Supraóseas. En que el fondo de la bolsa es coronal al hueso de la bolsa.

-Infraósea. En que el fondo de la bolsa es apical en el nivel del hueso alveolar adyacente.

En general, las características clínicas de la gingivitis se distinguen por la presencia de cualquiera de los siguientes signos clínicos: Enrojecimiento y consistencia esponjosa del tejido gingival, hemorragia espontánea y provocada, cambios en el contorno y presencia de cálculo o placa sin evidencia radiográfica de pérdida de hueso de la cresta.

La enfermedad gingival inducida por placa es resultado de una interacción entre los microorganismos que se encuentran en la biopelicula y los tejidos y células inflamatorias del huésped.

La gingivitis localizada se confina a la encía de un solo diente o un grupo de dientes, mientras que la gingivitis generalizada afecta toda la boca.

La gingivitis marginal afecta el margen gingival y puede incluir una porción de la encía insertada. La gingivitis papilar afecta las papilas interdentales y suele extenderse a la porción adyacente del margen gingival.

La gingivitis difusa afecta el margen gingival, la encía insertada y las papilas interdentales. [42]

El objetivo del tratamiento periodontal en pacientes con gingivitis y diabetes involucra la eliminación de la infección por la remoción de placa y cálculo y el mantenimiento del control glicémico.

La terapia de mantenimiento debe ser periódica cada tres o seis meses. [51]

La periodontitis se define como una enfermedad inflamatoria de los tejidos de soporte de los dientes provocada por microorganismos o grupos específicos que tienen como resultado la destrucción progresiva del ligamento periodontal y el hueso alveolar con formación de bolsas, recesión o ambas. [42]

Los pacientes con enfermedades periodontales poseen una inflamación gingival y destrucción de tejidos duros y blandos.[52] Se le considera multifactorial en la que el principal agente causal es la placa dentobacteriana o biofilm.

Dentro de la aparición y el desarrollo de las enfermedades periodontales existen interacciones de factores como los sociales y del comportamiento, características del individuo, factores anatómicos, composición microbiana del biofilm, y otros factores de riesgo como lo es la diabetes mellitus. [53,54]

Los microorganismos por si solos no son capaces de generar daños importantes en un organismo viviente, porque son susceptibles a los factores adversos del medio en que se encuentran.

Una biopelicula es una asociación compleja de microorganismos, constituida por una o varias especies, unidos a una superficie e incluidos en una matriz de polímeros extracelulares de origen microbiano. [55]

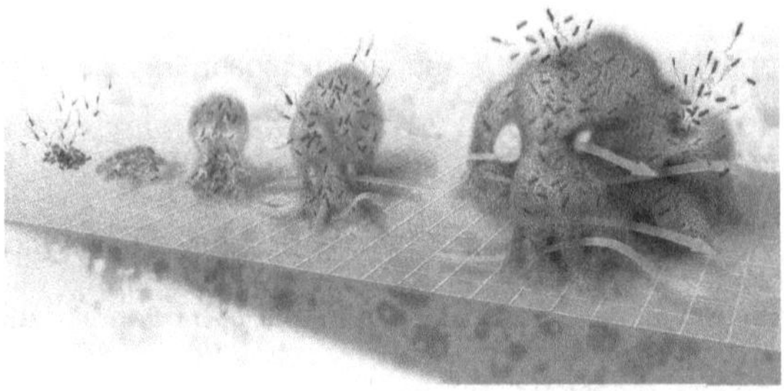

Fig 6 Formación de la Placa Dentobacteriana

La patogénesis de la enfermedad periodontal depende de la interacción del medio ambiente, virulencia, presencia y concentración de microorganismos capaces de producir una enfermedad, susceptibilidad genética y del huésped. En ausencia de enfermedad, los neutrófilos parecen formar una barrera en la interfase del tejido con la placa, controlando el número de bacterias y previniendo su ingreso o el de sus productos al tejido. El sistema inmune ayuda a los neutrófilos produciendo anticuerpos capaces de opsonizar a la bacteria, para así poder reconocerla, ingerirla y degradarla. Ver Fig. 6.

En la enfermedad periodontal, la flora oral normal cambia de bacterias aerobias Gram + (Ej.: *Lactobacillus, Peptostreptococcus, Streptococcis*) a bacterias anaerobias Gram – (Ej.: Aggrigatebacter *actinomycetemcomitans*, *Bacteroides forsythus, Porphyromonas gingivalis, y Treponema denticola*). El huésped responde a este cambio de flora bacteriana desarrollando una respuesta inflamatoria con la generación de citoquinas como el Factor de Necrosis Tumoral-alfa (TNF-alfa) e Interleucina 1 (IL-1). La mayor preocupación con la enfermedad periodontal es que en algunos pacientes el sistema inmune no elimina la fuente de inflamación (bacterias anaerobias Gram -).

Si estas bacterias no son eliminadas, el sistema inmune del paciente está continuamente activado y resulta en un proceso inflamatorio crónico. Esta inflamación crónica da lugar a la producción de oxigeno reactivo, el cual activa la matriz de metaloproteinasas, y estas enzimas degradan el colágeno del ligamento periodontal, llevando a la perdida de inserción del diente y hueso alveolar.

Los daños directos de las bacterias y sus productos al periodonto son en fases tempranas de la enfermedad. Los leucocitos debido a los lipopolisacáridos bacterianos producen citoquinas y mediadores químicos. Las citoquinas asociadas a la periodontitis son IL-1; IL-6; IL-8; TNF-alfa (el cual estimula la matriz metaloproteinasa, producción de eicosanoides y resorción ósea) y PGE2. [3]

La periodontitis se divide en los siguientes tres tipos según el workshop de la AAP de 1999.

Periodontitis crónica.

- Prevaleciente en adultos pero puede presentarse en niños.
- Cantidad de desnutrición consistente con factores locales.
- Relacionada con un factor microbiano variable.
- Con frecuencia se afectan cálculos subgingivales.
- Avance de lento a moderado con posibles periodos de avance rápido.

- Probablemente modificada por los siguientes factores, o no relacionada con ellos.
    - Diabetes mellitus o HIV.
    - Factores locales que predisponen a la periodontitis
    - Factores ambientales como el tabaquismo y el estrés emocional.

La periodontitis crónica puede dividirse en localizada y generalizada y de acuerdo al grado de severidad como leve, moderada y grave.

- Forma localizada: < 30 % de sitios implicados.
- Forma Generalizada: > 30 % de los sitios implicados.
- Leve: 1 a 2 mm de perdida clínica de inserción.
- Moderada 3 a 4 mm de perdida clínica de inserción.
- Grave: ≥ 5 mm de perdida de inserción clínica.

Periodontitis Agresiva.

Las características clínicas son:

- Paciente aparentemente sano sistémicamente.
- Perdida de inserción y destrucción ósea rápidas.
- Cantidad de depósitos microbianos inconsistentes con la gravedad de la enfermedad.
- Varios miembros enfermos de la familia.

La periodontitis agresiva puede clasificarse en localizada y generalizada con base en las características comunes ya descritas y las siguientes características específicas.

Forma Localizada.

- Inicio circumpuberal de la enfermedad.
- Localizada en el primer molar o incisivo con pérdida de inserción en dos dientes permanentes, por lo menos unos de los es un primer molar
- Hiperrespuesta de los anticuerpos séricos ante los agentes infecciosos.

Forma Generalizada

- Suele afectar a personas menores de 30 años o mayores.
- Perdida de inserción proximal generalizada que afecta a tres dientes que no son los primeros molares e incisivos.
- Naturaleza exacerbada de la destrucción periodontal.
- Respuesta sérica deficiente de anticuerpos antes los agentes infecciosos.

Periodontitis como manifestaciones de enfermedades sistémicas.

- Leucemias
- Síndrome de Down
- Enfermedad de almacenamiento de glucógeno.
- Síndromes de deficiencia en la adhesión de leucocitos.[42]

En las enfermedades periodontales, a diferencia de las infecciones en donde se conoce el agente causal específico estas son de transcurso crónico y persistente, lo que hace difícil su erradicación.

Con el crecimiento de la biopelicula aumenta la liberación de productos microbianos. [56]

4 Uso de índices en Periodoncia para la confirmación de un diagnóstico

4.1. Uso del índice de higiene oral de O´Leary

Los dientes se tiñen con sustancia reveladora y las superficies teñidas se cuentan considerando las caras mesial, vestibular, distal, y lingual.

La cifra obtenida se divide entre el número de caras presentes en la boca y se multiplica por 100. Un índice mayor de 10 implica la necesidad de tratamiento de eliminación.

$$\% = \frac{\text{Superficie Dentaria con acumulo de placa}}{\text{Número total de superficies dentarias examinadas}} \times 100$$ [57]

4.2 Uso del Índice de Masa Corporal

El índice de masa corporal (IMC) es un indicador simple de la relación entre el peso y la talla que se utiliza frecuentemente para identificar el sobrepeso y la obesidad en los adultos. Se calcula dividiendo el peso de una persona en kilos por el cuadrado de su talla en metros (kg/m^2).

La definición de la OMS es la siguiente:

- Un IMC igual o superior a 25 determina sobrepeso.

Un IMC igual o superior a 30 determina obesidad. [58]

5 Fases del tratamiento periodontal

5.1 tratamiento periodontal no quirúrgico (fase 1)

-Técnica de cepillado.

Permite lograr el control mecánico de la placa dentobacteriana y tiene como objetivos.

-Eliminar y evitar la formación de placa dentobacteriana.

-Limpiar los dientes que tengan restos de alimentos.

-Estimular los tejidos gingivales.

La técnica de Bass es de gran utilidad para pacientes con inflamación gingival y surcos periodontales profundos. El cepillo se sujeta como si fuera un lápiz y se coloca de tal manera que sus cerdas apunten hacia arriba en la maxila (maxilar superior) y hacia abajo (maxilar inferior) formando un ángulo de 45 grados en relación con el eje longitudinal de los dientes para que las cerdas penetren con suavidad en el surco gingival. Asimismo se presiona con delicadeza en el surco mientras se realizan pequeños movimientos vibratorios horizontales sin despegar el cepillo durante 10 a 15 segundos por área.

Si al cabo de esos movimientos el cepillo se desliza en dirección oclusal para limpiar las caras vestibulares o linguales de los dientes se denomina técnica de Bass modificado. [57]

La primera fase periodontal es el primer paso en la secuencia cronológica de procedimientos que constituyen el tratamiento periodontal. El objetivo de la fase I es eliminar la etiología microbiana y los factores que contribuyen a las enfermedades gingivales y periodontales. El resultado es un detenimiento del progreso de la enfermedad y un regreso de la dentición a un estado de salud y función. [59]

Esta fase inicial del tratamiento se realiza a todos los pacientes con bolsas periodontales que serán evaluados posteriormente para la intervención quirúrgica y también a los que tienen gingivitis o periodontitis crónica que es poco probable que necesiten tratamiento quirúrgico, proporciona una oportunidad para que el dentista evalué la respuesta del tejido y la actitud del paciente hacia la atención periodontal. El principal objetivo de la fase uno del tratamiento periodontal para cada paciente es el control efectivo de la placa.

-Secuencia de procedimientos

Paso 1. Instrucciones del control de placa dentobacteriana.

Paso 2 Eliminación supragingival del cálculo dental.

Paso 3 Eliminar el contorno de las restauraciones y coronas defectuosas.

Paso 4 Obturación de las lesiones cariosas.

Paso 5 Tratamiento radicular subgingival.

Paso 6 Reevaluación de los tejidos posterior a la fase 1.

-Instrumentación Sónica y Ultrasónica.

Los raspadores eléctricos se dividen en dos categorías: sónicos y ultrasónicos. Las unidades sónicas se insertan en una unidad dental porque necesitan aire comprimido; funcionan a una frecuencia de 200 a 6000cps.

Los dispositivos ultrasónicos son unidades independientes con un generador eléctrico. Los dos principales tipos de dispositivos ultrasónicos son magnetoestrictivos y piezoeléctricos; ambos trabajan en un rango de frecuencia de 18 000 a 50000 cps.

Curetaje.

Es la eliminación de la pared gingival de una bolsa periodontal para separar el tejido blando enfermo.

Se hace una diferencia entre curetaje gingival y subgingival. El gingival incluye la eliminación del tejido blando inflamado lateral a la pared de la bolsa, mientras que el subgingival alude al procedimiento realizado en sentido apical a la dirección epitelial, seccionando la inserción de tejido conectivo en dirección de la cresta ósea

Logra la eliminación de tejido granulomatoso crónicamente inflamado que se forma en la pared lateral de la bolsa periodontal. Este tejido además de los componentes normales de los tejidos de granulación contiene áreas de inflamación crónica y también puede incluir trozos desprendidos de cálculos y colonias bacterianas

-Se realiza como parte de intentos por establecer una nueva inserción en bolsas infraóseas moderadamente profundas y ubicadas en áreas accesibles.

-El curetaje se realiza como un procedimiento no definitivo para reducir la inflamación antes de la eliminación de la bolsa usando otros métodos o cuando están contraindicadas otras técnicas quirúrgicas más agresivas. (ejem. Colgajos). Pacientes de edad, con problemas sistémicos, problemas psicológico u otros.

-El curetaje también suele realizarse en visitas de seguimiento como un método de tratamiento de mantenimiento para áreas de inflamación y profundidad de bolsas recurrentes.[42]

5.1.1 Revaloración del paciente a 21 días posterior a la fase uno.

Se vuelven a examinar los tejidos periodontales para determinar la necesidad de tratamiento posterior. Se vuelven a sondear las bolsas y se evalúan las condiciones anatómicas relacionadas para decidir si el tratamiento quirúrgico es indicado.

Se puede esperar una mejora adicional a través de la cirugía, solo si la fase 1 del tratamiento tuvo éxito. Solo se debe intentar el tratamiento quirúrgico de las bolsas periodontales si el paciente está llevando a cabo un control efectivo de la placa y si la encía está libre de inflamación evidente. [42]

Se ha estudiado con amplitud el raspado radicular y curetaje para evaluar sus efectos sobre la enfermedad periodontal e indican que el tratamiento es efectivo y confiable. [59]

Se sugiere un periodo de 1 mes mientras que Badersten y cols 1981 sugieren que el periodo máximo de reinserción en las bolsas periodontales > a 4 mm ocurre entre 4-5 meses después del tratamiento periodontal y que puede continuar en un periodo de 12 meses. [60]

Se ha demostrado que el tratamiento periodontal no quirúrgico puede disminuir los niveles de glucosa en el plasma de la sangre y los de la hemoglobina glucosilada en pacientes diabéticos mal controlados.

La terapia periodontal de primera fase también está indicada en pacientes diabéticos para evitar y prevenir inflamación gingival y debe ser coordinada con el manejo médico de la diabetes.

La reducción de la infección periodontal puede reducir los niveles de hemoglobina glucosilada en un periodo de tiempo de tres meses y podría mejorar el control metabólico de la diabetes tipo dos. [61]

El hecho de que los niveles de hemoglobina glucosilada bajen por el efecto de la terapia periodontal de primera fase ayuda a disminuir el riesgo de complicaciones microvasculares. [62]

Aunque el efecto de la terapia periodontal no quirúrgica ayuda en gran medida para disminuir los niveles de hemoglobina glucosilada y del factor de necrosis tumoral sin un control glicémico general el éxito de la terapia periodontal no tendrá grandes resultados. [63]

5.2 Tratamiento periodontal quirúrgico (fase 2)

Los objetivos de esta fase son:

-Controlar o eliminar la enfermedad periodontal.

-Corregir problemas anatómicos que favorecen la enfermedad periodontal, alteran la estética o impiden la colocación de aparatos protésicos correctos.

-Colocar implantes para reemplazar dientes perdidos.

El propósito del tratamiento quirúrgico de las bolsas, consiste en eliminar los cambios patológicos en las paredes de la bolsa, crear un estado estable fácil de mantener, y si es posible, promover la regeneración periodontal.

El tratamiento quirúrgico de la bolsa está dirigido a permitir la cirugía para asegurar la eliminación de irritantes de la superficie dental y eliminar o reducir la profundidad de la bolsa periodontal

5.3 Fase de mantenimiento periodontal (fase 3)

En esta fase se realiza una revaloración de los tejidos posterior a la fase 1 y 2. Esta fase se realiza cada tres o seis meses dependiendo de las características del paciente, y consiste en realizar detartraje y pulido coronal y en caso de ser necesario curetaje, raspado y alisado radicular en sitios donde existan signos clínicos de enfermedad periodontal activa. [42]

6. Patologías sistémicas relacionadas con la enfermedad periodontal

-Síndrome metabólico

Este síndrome incluye obesidad, aumento en los triglicéridos, colesterol HDL bajo y aumento en la glucosa sanguínea.

Existe evidencia de una relación entre algunos de estos signos clínicos y la enfermedad periodontal aunque se necesitan más estudios para confirmarlo. [64]

.-Obesidad y sobrepeso

- Desde 1980, la obesidad se ha duplicado en todo el mundo.
- En 2008, 1500 millones de adultos (de 20 y más años) tenían sobrepeso. Dentro de este grupo, más de 200 millones de hombres y cerca de 300 millones de mujeres eran obesos.
- En 2010, alrededor de 43 millones de niños menores de cinco años tenían sobrepeso.

El sobrepeso y la obesidad se definen como una acumulación anormal o excesiva de grasa que puede ser perjudicial para la salud. 58

.-Cáncer

Estudios de caso-control y prospectivos sugieren una relación entre el cáncer y la periodontitis por medio de cambios en la malignidad de las células y de los tejidos. [48]

-Artritis reumatoide

Podría existir una evidencia debido al aumento de proteínas y de anticuerpos elevados en la sangre que se relacionarían con la inflamación de la encía. [66]

-Enfermedad cardiovascular

Los pacientes con altos índices de colesterol LDL y triglicéridos tienen más riesgo de padecer un evento vascular cerebral (EVC).

Además estos pacientes poseen valores más altos de interleucina 6 y proteína C reactiva y también fibrinógeno elevado, que aumenta las posibilidades de padecer un EVC. [67]

CAPITULO II

PLANTEAMIENTO DEL PROBLEMA

Definición del problema de investigación.

La enfermedad periodontal es una consecuencia de la interacción del medio ambiente, huésped, factores microbianos y susceptibilidad genética. La progresión de la enfermedad está relacionada con factores de riesgo como: edad, género, tabaquismo, nivel socioeconómico y enfermedades sistémicas.

La diabetes por lo regular se le haya asociada con obesidad y en ocasiones con enfermedades cardiacas. El retraso en la cicatrización de las heridas y la inmunodepresión que cursa el paciente diabético, así como la glucosa remanente en sangre aumentan la interacción y potencializan el efecto destructor de la periodontitis.

La Enfermedad Periodontal después de la caries es la patología más común en la cavidad oral y los individuos que la padecen necesitan algún tipo de tratamiento desde el más simple hasta el más complejo.

Los pacientes con un control regular a malo de la diabetes, desarrollan mucho más rápido los efectos secundarios causados al periodonto por la enfermedad sistémica, acelerando el carácter destructivo de la Enfermedad Periodontal y al mismo tiempo el desorden hiperglucémico se puede ver afectado, de modo que no se controlen los valores glicémicos o no se lleguen a estabilizar debido a los efectos secundarios de la Enfermedad Periodontal a nivel sistémico.

Esta interrelación se puede corroborar mediante el estudio en sangre de Hemoglobina Glucosilada, en el cual los valores al igual que los de glucemia en ayunas se verán afectados en los pacientes diabéticos con un mal control, debido a que la Enfermedad Periodontal podría afectar el resultado de laboratorio por la secreción de mediadores pro -inflamatorios como interleucinas y citoquinas. Tanto en el desorden sistémico y en la Enfermedad Periodontal también son secretados estos mediadores como el TNF y producen una sinergia, que hará un círculo continuo entre las dos patologías alterándose entre sí.

Se ha postulado que el tratamiento periodontal no quirúrgico .podría regular los valores de Hemoglobina Glucosilada y glucosa en ayuno y ser comprobados en una medición a corto plazo (después de tres semanas) de haber realizado el tratamiento periodontal no quirúrgico.

Por lo tanto nos hacemos la siguiente pregunta:

¿Es la terapia periodontal no quirúrgica capaz de modificar los niveles de Hemoglobina Glucosilada y glucosa en ayuno en un periodo de tres semanas?

HIPÓTESIS.

Hipótesis de estudio. La terapia periodontal no quirúrgica modifica los niveles de Hemoglobina Glucosilada y glucosa en ayuno en un periodo de tres semanas.

Hipótesis nula. La terapia periodontal no quirúrgica **no** modifica a los niveles de Hemoglobina Glucosilada y glucosa en ayuno en un periodo de tres semanas.

JUSTIFICACIÓN.

La Enfermedad Periodontal de etiología bacteriana se puede presentar en cualquier nivel de la población, situación económica y cultural.

Cuando la diabetes y la Enfermedad Periodontal se hallan en relación, provocan una sinergia en la que se afectan los diferentes órganos de la economía como el riñón, el sistema nervioso, los ojos y por supuesto los tejidos de sostén, descompensando al paciente a nivel sistémico y agravando los efectos secundarios de la diabetes al periodonto.

Las aportaciones de estos resultados ayudan a poder realizar un mejor control glicémico después de realizar el tratamiento periodontal no quirúrgico a los pacientes diabéticos con buen control y ayudar a que el efecto de los medicamentos para el control glicémico tenga un mejor efecto.

También la eliminación de la infección periodontal, resulta en un mejor control glicémico en los pacientes sanos, debido a que los mediadores proinflamatorios también llegan a afectar dicho control en estos pacientes.

Los resultados de este estudio brindarían al campo de la medicina el tomar en cuenta los efectos de la Enfermedad Periodontal y sus repercusiones a nivel sistémico, no solo la Diabetes en el periodonto y corroborar el efecto de la terapia periodontal no quirúrgica mediante los valores reportados en el laboratorio clínico.

Este estudio puede aportar resultados en un corto plazo orientándose a la modificación que se pueda observar de los resultados séricos de Hemoglobina Glucosilada y glucosa en ayuno posterior a la terapia periodontal no quirúrgica.

OBJETIVO GENERAL

Determinar la relación existente entre la enfermedad periodontal y el control glicémico tomando en cuenta sus repercusiones en el hospedador.

OBJETIVOS ESPECÍFICOS

1. Evaluar los niveles de Hemoglobina Glucosilada en pruebas sanguíneas de laboratorio de los pacientes que recibieron terapia periodontal no quirúrgica previos y posterior a tres semanas.

2. Evaluar los niveles de glucosa en ayuno en pruebas sanguíneas de laboratorio de los pacientes que recibieron terapia periodontal no quirúrgica previo y posterior a tres semanas.

3. Analizar el efecto de la terapia periodontal no quirúrgica a nivel sistémico del paciente sano y diabético.

4. Comprobar los valores de reinserción periodontal mediante la utilización del sondeo posterior a tres semanas.

CAPITULO III

DISEÑO METODOLOGICO DE LA INVESTIGACION.

DISEÑO DEL ESTUDIO

Estudio experimental clínico, con asignación aleatoria, no controlado, de carácter abierto simple, con medición longitudinal de los valores séricos de hemoglobina glucosilada, glucosa en ayuno antes y después de tres semanas, edad, peso, placa dentobacteriana, profundidad de sondeo, perdida de inserción, índice de masa corporal, a los pacientes que recibieron terapia periodontal no quirúrgica.

CAPITULO IV

MATERIALES Y METODOS

POBLACIÓN DEL ESTUDIO

Pacientes que acudieron al posgrado de Periodoncia de la facultad de odontología de la Universidad Autónoma de Tamaulipas en el periodo de Agosto a Diciembre del año 2014.

MUESTRA

Para la realización del estudio se utilizaron pacientes tanto masculinos como femeninos de edades entre 18 y 65 años tanto que fueran sistémicamente sanos así como diabéticos que se pudiera comprobar su control sistémico y que aprobaran los criterios de inclusión.

TIPO DE MUESTREO

No probabilístico por casos consecutivos.

TAMAÑO DE LA MUESTRA

Se utilizaron a 15 pacientes de los cuales 10 fueron aparentemente sanos y con ausencia de patología sistémica y 5 los cuales refirieron ser diabéticos tipo 2 y que se encontraban en control de su desorden metabólico.

DEFINICIÓN DE TRATAMIENTOS

A) 10 pacientes sanos los cuales recibieron tratamiento periodontal no quirúrgico y se evaluaron los parámetros clínicos periodontales como la profundidad de sondeo, sangrado al sondeo, pérdida de inserción clínica, índice de O´Leary y el índice de masa corporal. Además se evaluaron también los resultados séricos de Hemoglobina Glucosilada y Glucosa en ayuno tanto previo como posterior en un periodo de tres semanas.

B) 5 pacientes diabéticos los cuales recibieron tratamiento periodontal no quirúrgico y se evaluaron los parámetros clínicos periodontales como la profundidad de sondeo, sangrado al sondeo, pérdida de inserción clínica, índice de O´Leary y el índice de masa corporal. Además se evaluaron también los resultados séricos de Hemoglobina Glucosilada y Glucosa en ayuno tanto previo como posterior en un periodo de tres semanas.

CRITERIOS DE SELECCIÓN.

Criterios de inclusión.

- Pacientes sanos sin ningún antecedente de enfermedad sistémica.
- Pacientes diabéticos en control de los niveles séricos de glucosa en ayuno
- Pacientes diabéticos en control de los niveles de hemoglobina glucosilada.
- Pacientes con Enfermedad Periodontal leve.
- Pacientes que firmen el consentimiento informado.

Criterios de exclusión.

- Pacientes con Tratamiento Periodontal en los últimos seis meses.
- Pacientes con Antibioticoterapia en los últimos seis meses.
- Pacientes que no se encuentran bajo tratamiento médico.
- Tabaquismo Positivo.

Criterios de eliminación

- Pacientes que abandonaron el estudio
- Pacientes con enfermedades autoinmunes.
- Pacientes con periodontitis avanzada generalizada.
- Pacientes que no hayan firmado el consentimiento informado.

VARIABLES DEL ESTUDIO

DEPENDIENTES.

Glucosa en ayuno.

Definición conceptual: Es una prueba de laboratorio que se realiza en una muestra sanguínea para conocer los valores de glucosa el día que se realiza la toma de la muestra y no deben sobrepasar los 100 mg / dL.

Definición operacional: Mediante el resultado de esta prueba se puede tener un parámetro general de los valores de glucosa en sangre del paciente diabético el mismo día de la toma de la muestra.

Escala de medición: Numérica

Categoría de la escala: mg/dL.

Hemoglobina Glucosilada.

Definición conceptual: Refleja los niveles de glucosa en sangre durante 120 días que son los de vida de una célula roja y es una medida muy aceptable del control glicémico y sus valores van de. 4 a 6% Normal, 7% Buen control de la diabetes, 7 a 8 % Control moderado de la Diabetes,> 8 % Se sugieren acciones para mejorar el control de la Diabetes.

Definición operacional: Esta prueba nos da un grado más aceptable de control glicémico debido a que mide la glucosa que se encuentra adherida a los eritrocitos con un margen mínimo de error comparado con la glucosa en ayuno.

Escala de medición: Numérica

Categoría de la escala: Porcentaje

-VARIABLES INDEPENDIENTES.

Profundidad de sondeo.

Definición conceptual Es el parámetro utilizado para documentar profundidad del surco gingival y presencia de bolsas periodontales

Definición operacional Con este parámetro podemos saber el valor de un surco gingival y diagnosticar si se encuentra en salud o ya hay una bolsa periodontal.

Escala de medición: Numérica

Categoría de la escala: Milímetros

Perdida de inserción.

Definición conceptual: Es la distancia que representa la cantidad de pérdida de soporte periodontal más allá de la unión cemento esmalte y es medida en milímetros.

Definición operacional: Por medio de la obtención de los resultados de la perdida de inserción se puede medir las secuelas de enfermedad periodontal pero no de enfermedad activa.

Escala de medición: Numérica

Categoría de la escala: Milímetros

Índice de O´Leary

Definición conceptual: En este índice los dientes se tiñen con sustancia reveladora y las superficies teñidas se cuentan considerando las caras mesial, vestibular, distal, y lingual. Y la cifra obtenida se divide entre el número de caras presentes en la boca y se multiplica por 100. Un índice mayor de 10 implica la necesidad de tratamiento de eliminación.

Definicion operacional. Mediante el uso de este indice se podra tener un parametro de los valores de placa dentobacteriana y se le instruira al paciente la tecnica de cepillado correcta y el uso de aditamentos necesarios para reducir esos valores.

Escala de medición: Numérica

Categoría de la escala: Porcentaje

Indice de Masa corporal

Definicion conceptual

Es un indicador simple de la relación entre el peso y la talla que se utiliza frecuentemente para identificar el sobrepeso y la obesidad en los adultos. Se calcula dividiendo el peso de una persona en kilos por el cuadrado de su talla en metros

Un IMC igual o superior a 25 determina sobrepeso. Un IMC igual o superior a 30 determina obesidad

Definición operacional. Mediante esta variable se podrá tener un valor numérico y se podrá definir a un paciente con sobrepeso a uno con obesidad.

Escala de medición: Numérica

Categoría de la escala: (kg/m^2).

Reinserción.

Definición conceptual Es el resultado de la unión de las fibras del epitelio y del tejido conectivo a la superficie radicular después de la terapia periodontal.

Definición operacional. Con este parámetro podremos valorar que tanto se ha insertado las fibras o recuperado el periodonto después de la terapia periodontal de primera fase.

Escala de medición: Numérica

Categoría de la escala: Milímetros

ASPECTOS ETICOS

El estudio se realizó mediante la autorización del paciente, firmando el consentimiento informado de acuerdo con los criterios de la declaración de Helsinki, que considera los lineamientos para las intervenciones en sujetos humanos.

PROCEDIMIENTO.

Se seleccionaron los pacientes que llegaron al posgrado de periodoncia en el periodo de Agosto a Diciembre 2014 al posgrado de Periodoncia de la Facultad de Odontología de la Universidad Autónoma de Tamaulipas.

Como primer parámetro se les realizo la somatometría la cual consistió en obtener diferentes mediciones tanto del peso corporal total que se obtuvo mediante una báscula calibrada, la medida de la cintura la cual se obtuvo con una cintra métrica y el índice de masa corporal el cual fue el resultado de dividir el peso de una persona en kilos por el cuadrado de su talla en metros.

Antes de iniciar el tratamiento periodontal no quirúrgico se envió a todos los pacientes del estudio al laboratorio de análisis clínicos Lister para la obtención de los resultados séricos de Hemoglobina Glucosilada y Glucosa en Ayuno.

Posteriormente se realizó el tratamiento periodontal el cual consistió en primera instancia de la elaboración de un programa personalizado de higiene oral que incluyo la enseñanza de la técnica de cepillado de Bass y el uso de aditamentos como es cepillo dental de corte plano, hilo dental sin cera, y el revelado de la placa dentobacteriana mediante tabletas de fucsina.

Después se realizó el detartraje supragingival de los cuatro cuadrantes mediante el uso de un ultrasonido cavitron de la casa comercial Denstply® para eliminar los cálculos, y materia alba adherida a las estructuras dentales.

Posteriormente después de haber hecho los detartrajes se continuó la fase no quirúrgica con los curetajes cerrados subgingivales en los órganos dentales que presentaran bolsas periodontales mayores a 4 mm. y perdida de inserción clínica.

Los curetajes consistieron en la eliminación del epitelio de las bolsas periodontales así como de su contenido de tejido granulomatoso y de manera continua realizando el raspado y alisado radicular de las estructuras dentales con curetas Gracy tanto 11-12, 13-14 y 17-18 de la casa comercial Hu-Friedy para facilitar la reinserción de las fibras periodontales a la superficie radicular.

Se evaluaron así mismo los parámetros periodontales como son Sangrado al sondeo (SD) y la profundidad de sondeo (PB) con una sonda periodontal Williams de la casa comercial Hu-Friedy.

Se calculó el porcentaje del Índice de placa de O´Leary (IP) mediante una tableta reveladora de Fucsina para teñir las caras de todos los dientes presentes de acuerdo al método de conteo de las caras teñidas sumando las que no lo fueron y dividiéndolas entre el total.

La pérdida de inserción clínica (PIC) se corroboro con la profundidad de las bolsas periodontales y la reinserción de las fibras periodontales se observó posterior a tres semanas de haber hecho el tratamiento periodontal no quirúrgico y se verifico al realizar un segundo sondeo en donde se evaluaron además las características de la encía, color, textura y el grado o ausencia de movilidad dental.

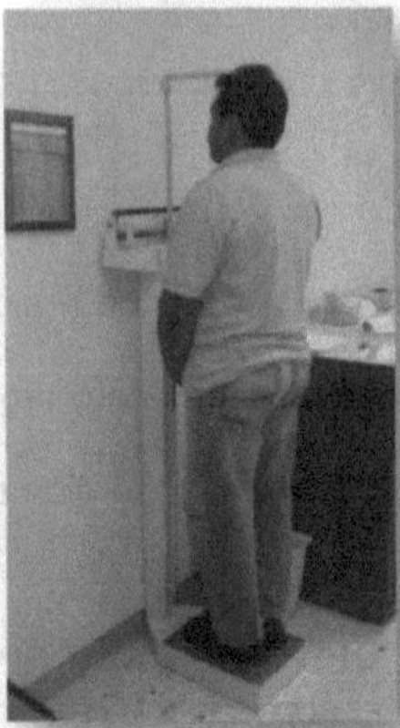

Fig. 7 Somatometria

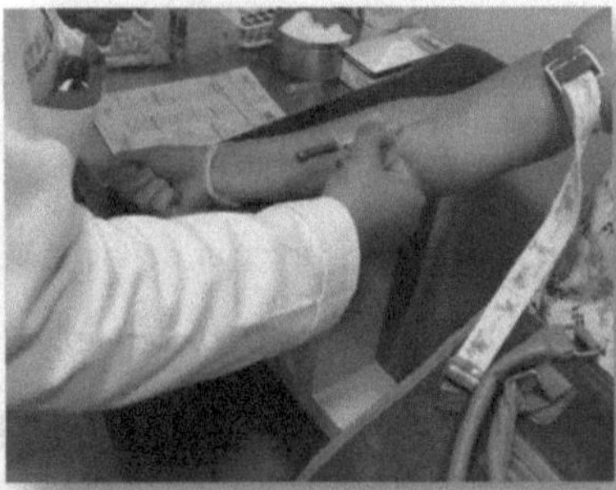

Fig. 8 Toma de muestra sanguínea

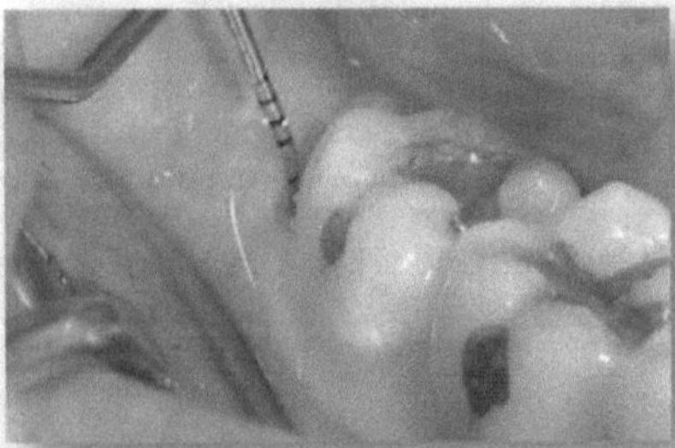

Fig. 9 Sondeo periodontal

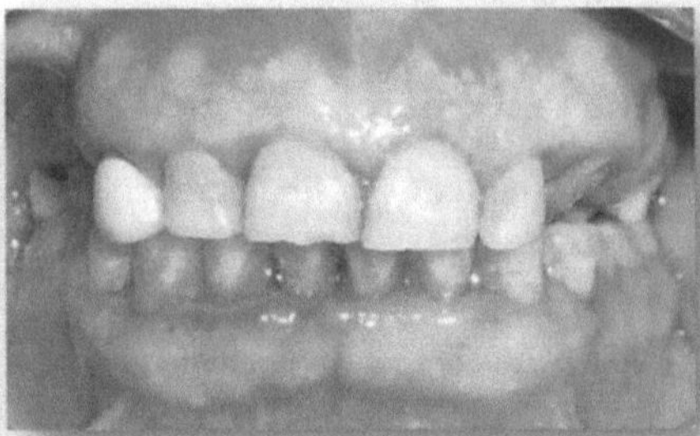

Fig. 10 Revelado de la Placa Dentobacteriana

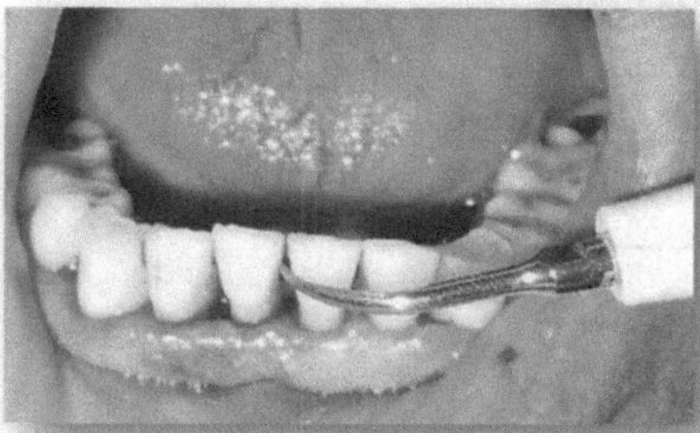

Fig. 11 Detartraje ultrasonico

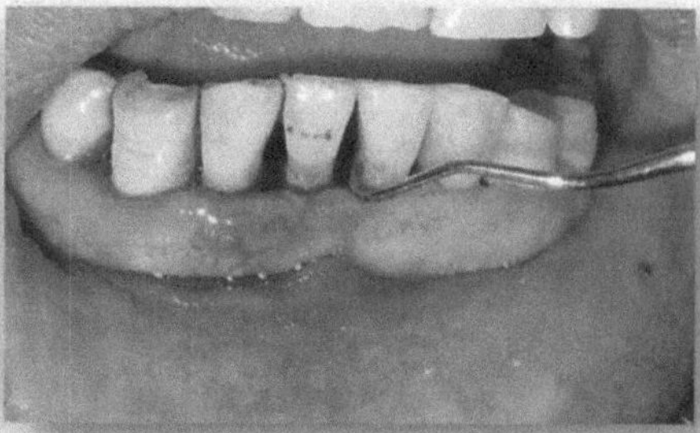

Fig 12 Curetaje cerrado.

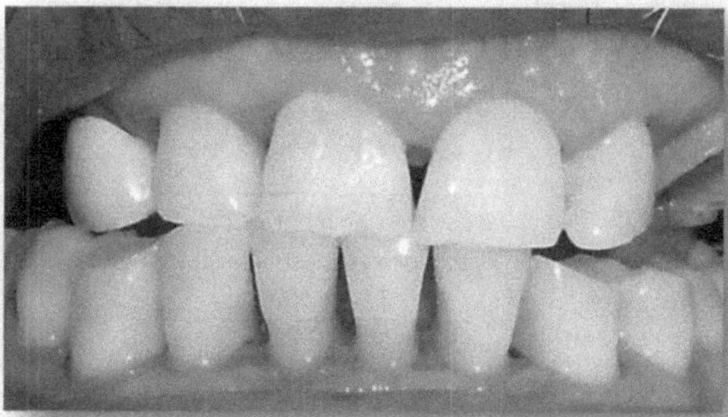

Fig. 13 Revaloración clínica posterior a 3 semanas.

FLUJOGRAMA

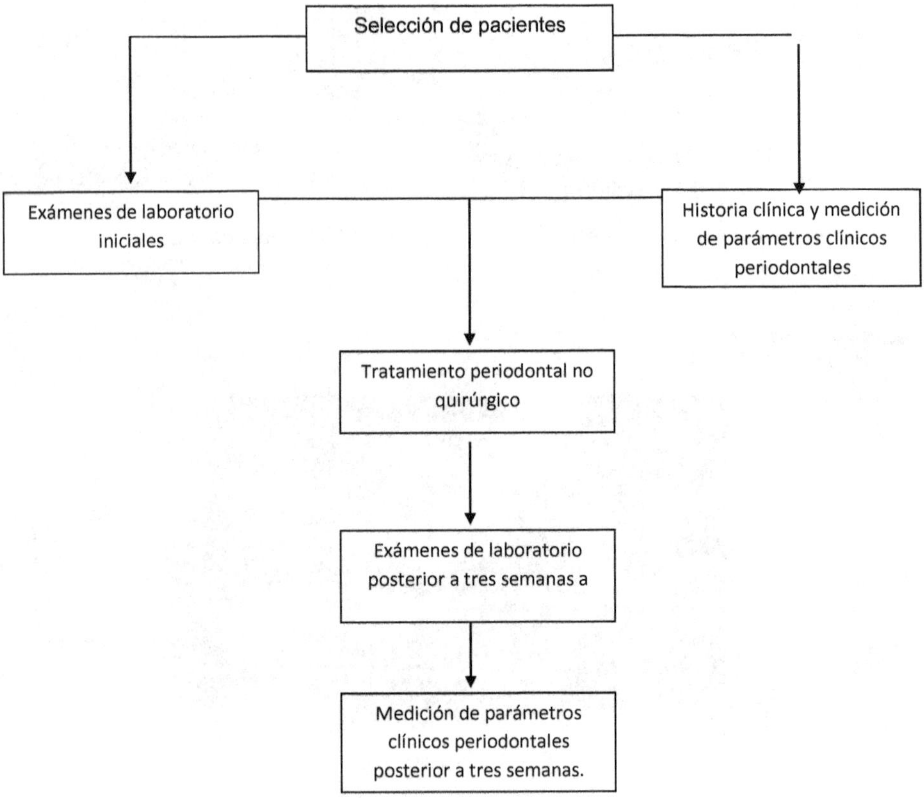
Selección de pacientes
Exámenes de laboratorio iniciales
Historia clínica y medición de parámetros clínicos periodontales
Tratamiento periodontal no quirúrgico
Exámenes de laboratorio posterior a tres semanas a
Medición de parámetros clínicos periodontales posterior a tres semanas.

RECURSOS HUMANOS.

Abraham David Luna Sánchez: Alumno del Posgrado de Periodoncia.

Héctor Téllez Jiménez: Especialista en Periodoncia, Director de tesis

Fermín Guerrero Del Ángel: Especialista en Cirugía Maxilofacial, Asesor clínico.

Rogelio Oliver Parra: Especialista en Endodoncia, Asesor Metodológico.

Sergio Salazar: Químico Farmacéutico Biólogo, Análisis de Laboratorio.

Jorge Humberto Luna: Asesor Estadístico

RECURSOS FÍSICOS Y MATERIALES

- Unidad Dental.
- Historia clínica.
- Carta de Consentimiento Informado.
- Exámenes de Laboratorio (HbA1c y glucosa en ayuno)
- Sonda Periodontal Automatizada de Williams
- Estuche de Diagnóstico.
- Solución reveladora de Placa Dentobacteriana.
- Jeringa Carpulle.
- Anestesia Local: Xilocaina con Epinefrina al 2%.
- Curetas periodontales tipo Gracey #11-12, 13-14, 17-18, 1-2 y 3-4 de la marca Hu-Friedy.

CAPITULO V

ANALISIS E INTERPRETACION DE DATOS

FORMATO DE RECOLECCION DE DATOS

Ficha de identificación.

-Nombre ________ - Edad________-Teléfono _____-Dirección________-Genero _____

Somatometria

-Peso________ -Medida de cintura ________

-Talla________ - I.M.C ________

Exámenes de Laboratorio

-Hemoglobina Glucosilada Previo o Posterior ____________

-Glucosa en ayuno Previo y Posterior___________

Parámetros clínicos Periodontales

-Profundidad de sondeo Previo y Posterior -Peridida de insercion -reinsercion

___________ ___________ ___________ ___________

-Sangrado al sondeo Previo y posterior -Indice de O´Leary Previo y Posterior.

___________ ___________ ___________ ___________

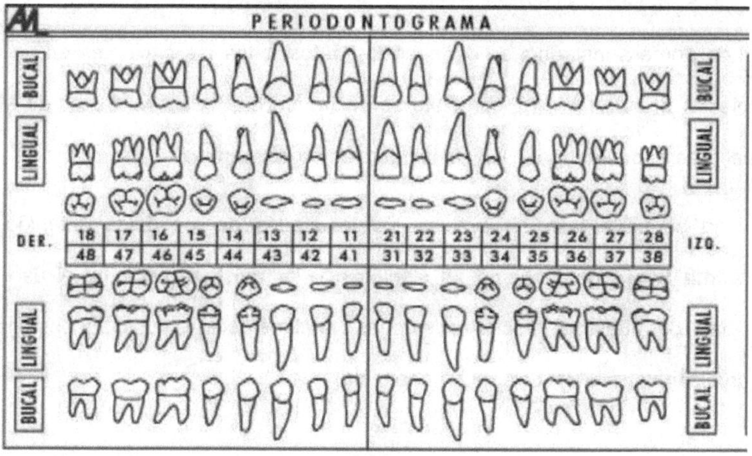

Fig. 14 Periodontograma

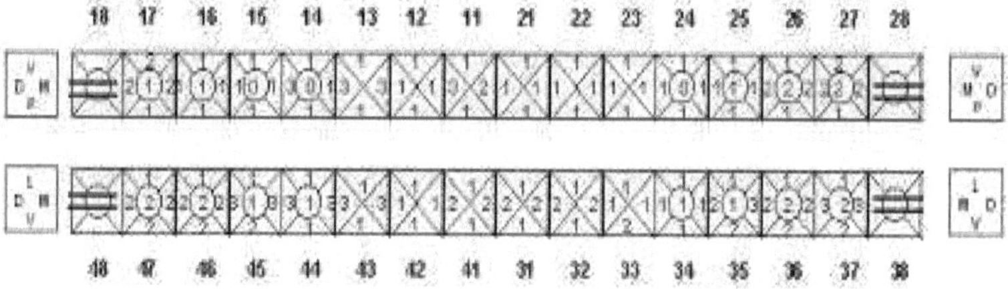

Fig. 15 Diagrama del índice de O'Leary

PLAN DE ANALISIS ESTADISTICO

En una primera instancia se obtienen los datos todos los pacientes en un formato recolector el cual una vez completo se vacía en una base de datos de Microsoft Excel para el posterior análisis de la información descriptiva

En una segunda fase se evalúan los resultados de los datos obtenidos en el programa SPSS para obtener la significancia estadística mediante el uso de una prueba T de muestras relacionadas de las variables de este estudio y posteriormente se analizan entre si al vaciarse en una tabla.

RESULTADOS

En la figura 16 se muestran los promedios de las variables de estudio previo y posterior al tratamiento periodontal en un periodo de tres semanas.

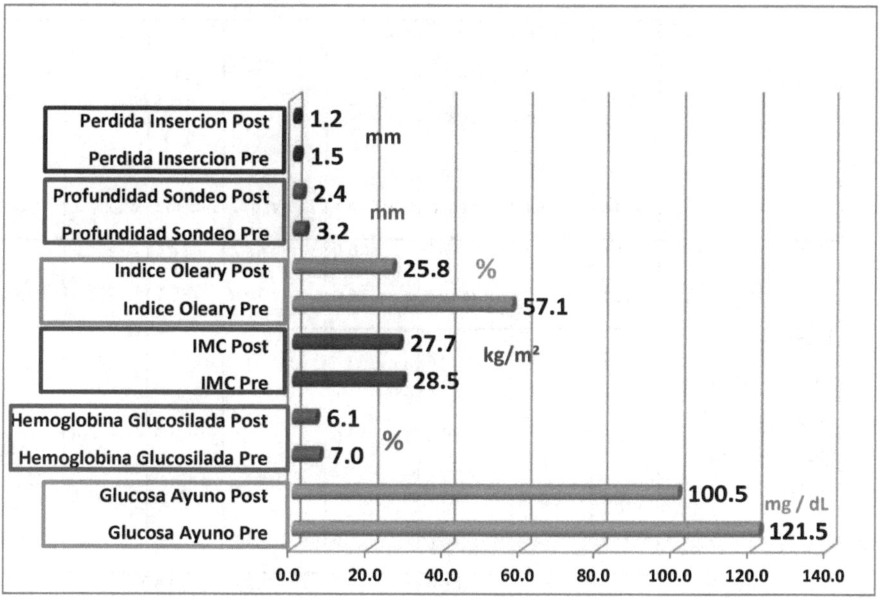

Fig. 16 Resultados de los promedios de las variables de estudio.

En la tabla 1 observamos la significancia estadística de las variables de estudio previo y posterior al tratamiento periodontal no quirúrgico a tres semanas, nótese los resultados Hemoglobina Glucosilada y los Parámetros Clínicos Periodontales.

Tabla 1 Significancia estadística de las variables de estudio

		Intervalo de confianza de medias del 95%						
	Media	Límite inferior	Límite superior	Mediana	Desv. típ.	Mínimo	Máximo	Valor P
Glucosa Ayuno Pre	121.5	95.1	147.9	100.0	47.7	77.0	254.0	
Glucosa Ayuno Post **mg/dL**	100.5	84.6	116.4	95.0	28.8	65.7	180.0	0.096
Hemoglobina Glucosilada Pre	7.0	5.6	8.4	5.7	2.5	4.3	14.0	
Hemoglobina **%** Glucosilada Post	6.1	5.2	6.9	5.6	1.6	3.9	9.4	0.046
IMC Pre	28.5	25.4	31.7	26.6	5.7	21.4	41.5	
IMC Post **Kg/m2**	27.7	24.4	31.0	24.9	5.9	21.3	39.2	0.541
Índice O'Leary Pre	57.1	46.1	68.1	65.0	19.8	20.6	79.0	
Índice O'Leary Post **%**	25.8	21.3	30.3	27.0	8.2	11.8	37.0	0.000
Profundidad Sondeo Pre	3.2	2.6	3.7	3.0	1.1	2.0	6.5	
Profundidad Sondeo Post **mm.**	2.4	1.8	2.9	2.2	0.9	1.3	5.2	0.000
Perdida Inserción Pre	1.5	1.3	1.7	1.5	0.3	1.1	2.2	
Perdida Inserción Post **mm.**	1.2	1.1	1.3	1.2	0.3	1.0	2.0	0.000

CAPITULO VI

DISCUSIÓN Y CONCLUSIONES

DISCUSION

La enfermedad periodontal es la condición crónica más común en los humanos alrededor del mundo. La periodontitis ha llegado a afectar al 50% de la población en el mundo y más del 60 % son mayores de 65 años. [26]

Según los tejidos que afecta se puede dividir en gingivitis, cuando solo afecta la encía y periodontitis cuando afecta al tejido óseo y se presenta perdida de inserción. [42]

La enfermedad periodontal es un proceso inflamatorio e infeccioso crónico el cual produce citoquinas y mediadores químicos que interactúan con el sistema inmunológico del hospedador exacerbando esta producción.

Al ser un proceso infeccioso activo la enfermedad periodontal podría interferir en el metabolismo de la glucosa tanto en pacientes sanos como en diabéticos.

El presente estudio mostro una disminución significativa en la HbA1c y la Glucosa en ayuno después de tres semanas posterior a la terapia periodontal no quirúrgica.

Estos hallazgos sugieren que la reducción de la infección periodontal puede reducir los niveles de HbA1c y glucosa en ayuno en un periodo corto de tiempo y mejorar el control glicémico. Esta relación es debida a la sinergia que se presenta cuando interactúan las citoquinas pro-inflamatorias como Il-1, Il-6 y el TNF que son producidas por las bacterias periodontopatogenas y que al interactuar con las células de defensa como neutrófilos y linfocitos también producen estas mismas citoquinas y exacerban este círculo patogénico. [2, 26.]

La destrucción del periodonto se explica mediante la sinergia de los productos del metabolismo bacteriano y las citoquinas inflamatorias que activaran a los osteoclastos produciendo la reabsorción ósea. [23]

Estas citoquinas al estar interactuando entre sí, tanto del hospedador como las producidas por las bacterias van a ser las responsables de la destrucción del tejido conectivo y el hueso alveolar. [5]

El resultado del estudio apoya la hipótesis de que el tratamiento periodontal puede mejorar el metabolismo de la glucosa. [28, 29.]

Esto puede ser debido a que al eliminar la infección periodontal la cantidad de bacterias periodontopatogenas se ve disminuida en consideración y su potencial destructivo es detenido. Por lo tanto el sistema inmunológico detendrá su actividad y la sinergia se verá finalizada.

Esta misma relación se ha reportado en pacientes diabéticos tipo 2. Los efectos adversos de la enfermedad periodontal se ven más evidentes en los pacientes diabéticos debido a la inmunosupresión en la que se encuentran, además si estos pacientes no se encuentran controlados la glucosa estará en el torrente sanguíneo la cual será aprovechada por las bacterias y al tener este sustrato podrán adquirir la energía necesaria para realizar sus funciones y los productos de desecho de su metabolismo provocaran la destrucción periodontal antes mencionada.

Por otro lado estudios han encontrado una relación similar en pacientes que no se consideran diabéticos tipo 2. [8,9]

Se sugiere que la regulación de los valores de HbA1c podría deberse a la reducción en el índice gingival y al sangrado al sondeo [30].

La enfermedad periodontal puede afectar la función de la insulina debido a la producción de mediadores pro-inflamatorios antes mencionados. [6,7, 23,24]

Esto es debido a que en los procesos inflamatorios e infecciosos en el organismo humano se encuentra involucrada la producción de citoquinas y la enfermedad periodontal es uno de ellos. Al estar presente de manera crónica va a interferir en

la absorción de la hormona insulina actuando como un factor más que coadyuve en el fallo del control glicémico [46]

La inflamación crónica en la enfermedad periodontal puede ser el inicio de la entrada principal para los mediadores químicos hacia la circulación sistémica debido a la permeabilidad vascular que se crea. [65]

La terapia periodontal puede reducir la cantidad de estos mediadores [49]. Y el tratamiento periodontal también puede regular el metabolismo de la glucosa debido que al reducir los mediadores químicos estos ya no modificaran los valores de la Glucosa en ayuno y la Hemoglobina Glucosilada. [41]

Grossi y cols [31] reportaron reducción de los niveles de HbA1c y glucosa en ayuno con la reducción del TNF en respuesta al uso sistémico de doxiciclina.

Por el contrario Promsudthi y cols [6] no observaron una reducción en los niveles séricos de HbA1c y glucosa en ayuno con el tratamiento mecánico en conjunto y el uso sistémico de doxiciclina. Por lo tanto nuestros resultados contradicen con los de Promsudthi y cols. [6]

En este estudio observamos reducción de los valores de HbA1c y glucosa en ayuno en los pacientes de la población estudiada en un periodo de 3 semanas posteriores al tratamiento periodontal no quirúrgico

Rodrigues y cols. reportaron no haber encontrado diferencia en los parámetros periodontales en pacientes diabéticos tipo dos en un periodo de tres meses; aunque nuestro estudio se realizó a tres semanas y de manera aleatoria. Por lo tanto en nuestro estudio no coincidimos con sus resultados [10].

Ryan [67] sugiere que el uso de la antibioticoterapia combinado con el tratamiento periodontal quirúrgico y / o no quirúrgico ayuda en el control glicémico en pacientes diabéticos en control pobre.

En nuestro estudio se pudo observar que la disminución en los valores de HbA1c posteriores al tratamiento periodontal contribuyó en la disminución de la gingivitis.

Existieron en este estudio algunas limitantes como por ejemplo el tiempo ya que la mayoría de los estudios se basan en un periodo de tres meses.

Lowenguth y cols [60] sugieren un periodo de 1 mes, mientras que Badersten y cols 1981 sugieren que el periodo máximo de reinserción en las bolsas

periodontales > a 4 mm ocurre entre 4-5 meses después del tratamiento periodontal y que puede continuar en un periodo de 12 meses.

Claramente el efecto de la terapia periodontal no quirúrgica sobre el control glicémico requerirá futuros estudios con muestras más amplias y mayores datos longitudinales.

Moeintaghavi y cols [61] realizaron un estudio comparativo de 40 pacientes con DM2 divididos en 2 grupos en un periodo de 3 meses.

El grupo Experimental recibió terapia periodontal no quirúrgica y encontraron que la HbA1c tuvo un promedio previo de 8.15 ± 1.18 y posterior de 7.41 ± 1.18 con un valor P = 0.003.

En nuestro estudio encontramos un promedio de HbA1c previo al tratamiento periodontal de 7 ± 2.5 previo al tratamiento periodontal y de 6.1 ± 1.6 posterior al tratamiento en un periodo de 3 semanas y encontrando un valor P = 0.046 lo cual fue estadísticamente significativo aunque no se realizó de manera controlada ni en un periodo de tres meses se encontraron resultados similares.

CONCLUSIONES

Bajo las condiciones y limitaciones que se presentaron en este estudio concluimos que el tratamiento periodontal no quirúrgico posterior a las tres semanas es efectivo en la eliminación de la infección periodontal ya que al hacerlo bloquea el efecto de las citoquinas pro-inflamatorias, evitando que estas lleguen a la circulación sanguínea provocando la sinergia entre las bacterias y el sistema inmunológico del hospedador, siendo así un coadyuvante en el control glicémico de los pacientes diabéticos y no diabéticos.

RECOMENDACIONES

- Realizar estudios con un tamaño de muestra mayor en un periodo de tiempo más largo.
- Realizar estudios de carácter controlados y comparar los resultados con estudios no controlados.
- Comparar la respuesta de los tejidos periodontales, de los parámetros clínicos y de los resultados de laboratorio tanto en pacientes sanos contra diabéticos en control.
- Combinar terapia farmacológica para dentro del tratamiento periodontal y observar sus resultados en las mediciones de los parámetros clínicos y los estudios de laboratorio.

CAPITULO VII

BIBLIOGRAFIA

1- Denis F. Kinane, Melanie Peterson y Panagoita G. Stathopoulou. Enviromental and other modifying factors of the periodontal diseases. Periodontology 2000 40:2006, 107-19

2- Taylor G, Periodontal infection and glycemic control in diabetes: current evidence inside dentistry, J Clin Periodontol 2005 2: 135-40

3- Schenkein H, Cochran L,. Van Dyke T, Chair V, Genco R. The Pathogenesis of Periodontal Diseases, J Clin Periodontol 2007; 34: 118-23.

4- Noack B,. Genco R. Periodontal infections contribute to elevated sistemic C - reactive protein level, J Clin Periodontol, 2001, 72: 1221-7

5- Lindhe J. Periodontología clínica e Implantologia odontológica. 4° edición España, Edit. Méd, Panamericana 2005.

6-, Promsudthi A. Pimapansri S,. Deerochanawong C,. Kanchanavasita W. The effect of periodontal therapy on uncontrolled type 2 Diabetes Mellitus in older subjects. Oral Diseases 2005 11: 293- 8.

7.- Jansson H., Lindholm E.,. Lindhe C. Type 2 Diabetes and risk for periodontal disease: a role for dental health awareness. J. Clin. Periodontol, 2006 33: 408-11.

8 Tervonen T, Karjalainen K, Knuuttila M, Huumonen S. Alveolar bone loss in type 1 diabetic subjects. J Clin Periodontol 2000; 27: 567–71.

9 Westfelt E, Rylander H, Blohme G, Jonasson P, Lindhe J. The effect of periodontal therapy in diabetics. Results after 5 years. J Clin Periodontol 1996; 23: 92–100.

10- Rodrigues DC, Taba MJ, Novaes AB, Souza SL, Grisi MF. Effect of non-surgical periodontal therapy on glycemic control in patients with type 2 diabetes mellitus. J Periodontol 2003;74: 1361–7.

11- Dan L. Longo, Dennis L. Kasper, J. Larry Jameson, Anthony S. Fauci, Stephen L. Hauser, Joseph Loscalzo, Harrison Principios de Medicina Interna 18 a edición. Edit. Mc Graw Hill España 2012.

12- De Frozo Ra. Matsuda M. Barret Ej, Diabetic Ketoacidosis. A combined metabolic-nefrologic approach therapy. Diabetes Rev. 1994: 2: 209-38.

13.- Teixidor J R., Masso J.G, Medicina Interna Volumen II 2 da Edición, Editorial Masson, España 2004

14.- Danei. National, regional, and global trend in fasting plasma glucose and diabetes prevalence since 1980: systemic analysis, of health examination surveys and epidemiological studies with 370 country-years and 2.7 million participants. J. Clin Periodontol 2011; 22: 228-34.

15- Zhang The economic cost of undiagnosed diabetes. Population Health management J. Clin Periodontol 2009 12, 95-101.

16- Castellanos J, Díaz L .Gay O. Medicina en Odontología. 2ª Edición, México, Editorial Manual Moderno 2002

17.- Li X, Kolltvei, Km, Tronstad, L. Sistemic disease caused by oral infection. Clin Microbiol 2000; 13: 547-58.

18- Nassar, H, Kantaraci, A, Van Dyke, T. Diabetics periodontics: a model for activated innate immunity and impaired resolution of inflammation. Periodontol 2000. 2007; 43: 233-44.

19- García, R., Henshaw, M., Krall, E. Relación entre la enfermedad periodontal y la salud sistémica. Periodontol 2000 2002; 1: 21-36.

20- Soskolne, W., Klinger, A. The relationship between periodontal diseases and diabetes: An overview. J. Clin Periodontol 2001; 6:91-8.

21- Karjalainen, K, Knuttia, M. The onset of diabetes poor metabolic control increases gingival blending in children and adolecents with insulin-dependent diabetes mellitus. J Clin Periodontol 1996; 23: 1060-7

22- Tekeda M, Ojima M, Yoshioka H. Relationship of serum advances glycation end products with deterioration of periodontitis in type 2 diabetes patients. J Periodontol 2006; 77: 15-20.

23- Correa S y Rengifo A. Mecanismos moleculares implicados en la destrucción ósea en la periodontitis. Revisión de la literatura Periodoncia Implantol. Rehabil. Oral 2013; 6: 142-7.

24-. Lösche W, Karapetow F, Pohl A, Pohl C, Kocher T. Plasma lipidand blood glucose levels in patients with destructive periodontal disease. J Clin Periodontol 2000; 27: 537–41.

25- Taylor, G., Borgnakke, W. Periodontal disease: associations with diabetes, glycemic control and complications. Oral Diseases 2008; 14; 191-203.

26- Chapple ILC, Genco R, and on behalf of working group 2 of the joint EFP/AAP worshop. Diabetes and periodontal deseases: consensus report of the joint EFP/ AAP Workshop on periodontitis and systemic diseases. J Clin Periodontol 2013; 40 (suppl 14): 106-12.

27- Amaro J, Sanz M, Patología sistémica y periodoncia: Diabetes y periodontitis: patogenia de una relación bidireccional. Periodoncia 2002. 6: 201-12.

28- Iacopino AM, Cutler CW. Pathophysiological relationships between periodontitis and systemic disease: recent concepts involving serum lipids. J Periodontol 2000; 71: 1375–84.

29- Lalla E, Lamster IB, Stern DM, Schmidt AM. Receptor for advanced glycation end products, inflammation, and accelerated periodontal disease in diabetes: mechanisms and insights into therapeutic modalities. J Periodontol 2001; 6:113–8.

30- Yang PS, Wang Y, Qi XM, Ren JM, Ge SH. The effect of periodontal initial therapy on circulating TNF-alpha and HbA1C in type 2 diabetes patients with periodontitis. J Periodontol 2003; 38: 364–6

31- Grossi SG. Treatment of periodontal disease and control of diabetes: an assessment of the evidence and need for future research. Ann Periodontol 2001; 6: 138–45

32- Yale. The effect of the thiazolidinedione with type 2 diabetes poorly controlled with sulfonylurea and metformin. A multicenter, randomized, double-blind placebo-controlled trial. J Periodontol 2001 55: 17-22.

33- Francis S. Greenspan Endocrinología básica y clínica. 6ª edición Mexico Edit. Manual Moderno 2005.

34.- American Diabetes Association, Standards of medical care in diabetes. Diabetes Care, 2014. 37(Suppl. 1), 14–80

35 - GW Taylor, WS Borgnakke, Special review in periodontal medicine, periodontal desease: associations with diabetes, glycemic control and complications, Oral desease 2008 14, 191-203.

36- Kirpichnikov D, Mc Farlane SI, Sowers JR. Metformin: an update. Ann Intern Med 2002: 137: 25-33

37- Knowler WC, Barret-Connor E, Fowler SE, Hamman RF, Lachin JM, Walker EA, Nathan DM. The Diabetes prevention program Research Group: reduction in the incidencia de diabetes tipo 2 con intervencion del estilo de vida o metformina. N Eng J. Med. 2002: 446: 393-403.

38- Brian L. Mealey y Gloria L. Ocampo: Diabetes mellitus y enfermedad periodontal: Periodontology 2000, 2007, 44: 127-53.

39- Harvey, Jhons, Mckusik, Owens, Ross, Tratado de Medicina Interna Vol. IV 22ª Edición, España Interamericana Mc-Graw-Hill, 1994.

40.-. Southerland J, Taylor G, Offenbacer S: Diabetes and periodontal infection: Making the connection, Clinical Diabetes. 2005. 23: 132-46.

41- Engebestron, S. y Krocher, T,. Evidence that periodontal treatment improves diabetes outcomes: a systematic Review and meta-analysis. J. Clin Periodontol and J Periodontol 40 2013 (suppl 14), 153-63.

42- Fiorellini P, Kim M, O Satoshi. La encia. En: Cochran L, Giannobile V, Barrie K, Jhon N, Editores. Periodontología Clínica, España:. McGraw Hill; 2010.Pp 46-7.

43- Quirynen M, Teughels W, Newman G, Haake K. Microbiologia de las enfermedades periodontales. En: Cochran L, Giannobile V, Barrie K, Jhon N, Editores. Periodontología Clínica, España:. McGraw Hill; 2010.p 137.

44- Saúl S. Enfermedad Periodontal, 1a edición, México Edit. Continental, 1981.

45.-Orozco, J.R., Peralta, L.H., Palma, M.G., Pérez, R.E., Arroníz, P.S., Llamosas, H.E. Prevalencia de gingivitis en adolescentes de Tlalnepantla. ADM 2002; 59:16-21

46.- Gurav A. y Jadhav. V Periodontitis and risk of diabetes mellitus. Journal of Diabetes 2011 3: 21–8

47.- Carranza A, Camargo M. La bolsa periodontal. En: Cochran L, Giannobile V, Barrie K, Jhon N, Editores. Periodontología Clínica, España:. McGraw Hill; 2010. Pp. 434-5.

48- Gerry J. Linden, Mark C. Herzberg and on behalf of working group 4 of the joint EFP/AAP Workshop: Periodontitis and systemic diseases: a record of discussions, J Clin Periodontol 2013; 40 (suppl 14): 20-3.

49- Losche W, Karapetow F, Pohl A, C, Kocher T. Plasma lipid and blood glucose levels in patients with destructive periodontal disease. J Clin Periodontol 2000; 27: 537-41.

50 - Kiran M, Arpak N, Unsal E, Erdogan MF. The effect of improved periodontal health on metabolic control in type 2 diabetes mellitus. J Clin Periodontol 2005; 32: 266-72.

51 -Demmer R, Papapanou P. Epidemiologic patterns of chronic and aggresiveperiodontitis. Periodontol 2000, 2010; 53: 28-44.

52- Nassar, H., Kantarci, A., Van Dyke, T. Diabetics periodontitis: a model for activated innate inmunity and impaired resolution of inflammation. Periodontol 2000. 2007; 43: 233-44.

53- Nunn, Me, interpretacion de la etiología de la periodontitis: resumen de los factores de riesgo periodontales. Periodontol 2000 2002; 1:21-36

54- .- Kinane, DF., Peterson M., Stathopoulou, PG. Factores ambientales y otros factores que modifican las enfermedades periodontales. Periodontol 2000, 2007; 16: 107-19.

55.- Mikkel Klausen, and cols. Involvement of bacterial migration in the development of complex multicellular structures in Pseudomonas aeruginosa biofilms. Molecular Microbiology 2003 50, 61–8.

56.- Marisol Betancourth, B.Sc., Javier Enrique Botero, O.D., Sandra Patricia Rivera, B.Sc. Biopelículas: una comunidad microscópica en desarrollo. Revista Colombia Médica, 35: 3 Suppl. 1, 2004, 34-9

57- Higashida B, Odontología Preventiva, 6a Edición. México: Mc Graw Hill; 2000.

58- Obesidad y Sobrepeso, Nota descriptiva N°311 20 11 Organización Mundial de la Salud.

69- American Academy of periodontology, Ad Hoc Committee on the parameters of care: phase 1 Non-surgical pocket therapy: mechanical, Ann Periodontol 1996 1:443-9.

60- Lowenguth RA, Greenstein G. Clinical and microbiological response to nonsurgical mechanical periodontal therapy. Periodontol 2000 1995; 9:14–22.

61- Moeintaghavi, HR Arab, Y Bozognia, K Kianush, M Alizadeh: Non-surgical periodontal therapy affects metabolic control in diabetics: a randomized controlled clinical trial, Australian Dental Journal 2012; 57: 31-7

62- TC Simpson, I Needleman, SH Wild, DR Moles, EJ Mills: Treatment of periodontal disease for glycemic control in people with diabetes, Australian Dental journal 2010 55: 472-4.

63- Dag A. Firat ET, Arikan S, Kandiroglu AK, Kaplan A: The effect of periodontal therapy on serum TNF α and HbA1c levels in type 2 diabetic patients: Australian Dental Journal 2009; 54:17-22

64- Linden, G J, Lyons, A. y Scanapiecco, F. Periodontal systemic associations. Review of the evidence. J Clin Periodontol 2013 40 (suppl14), 8-19.

65- Neese, W., Westra , J., Van der Wal,J., Abbas., F.,Nicholas,, A.,Vissink, A y Browber, E. The periodontium of periodontitis patients contains citrullinated proteins which may play a role ACPA formation. J. Clin. Periodontol. 2012 39, 599-607.

66- Nancy A. West: Cardiovascular risk factors among youth with and without type 2 diabetes: Diabetes Care 2009 32: 175- 80,

67- Ryan ME. Diagnostic and therapeutic strategies for the management of the diabetic patient. Compend Contin Educ Dent 2008;29:32–38, 40-4.

CAPITULO VIII

ANEXOS

Anexo 1

Solicitud de exámenes de laboratorio

LISTER LABORATORIOS

SOLICITUD DE TRABAJO CONTRATO

FECHA:

EDAD: SEXO: F M

PACIENTE:

MEDICO:

PROBABLE DIAGNOSTICO:

TODA ORDEN SIN NOMBRE DEL MEDICO SE REPORTARA "A QUIEN CORRESPONDA"

- O Biometría hemática
- O Reticulocitos
- O Vel. sed. globular
- O Grupo sanguíneo
- O T. de protrombina
- O T.P.T.
- O Fibrinógeno
- O Trombina
- O Coombs directo
- O Coombs indirecto
- O Examen general de orina

BIOQUIMICA CLINICA

- O Glucosa
- O Urea
- O Ac. úrico
- O Creatinina
- O Colesterol
- O Triglicéridos
- O Perfil de lípidos
- O Glucosa post-prandial
- O Curva de tolerancia ___tomas ____ hrs. ____mg. de carga
- O Insulina sérica ____ tomas
- O Hemoglobina glucosilada
- O Depuración de creatinina
- O Proteínas en orina de 24 h.

- O Bilirrubinas
- O Transaminasas
- O Fosfatasa alcalina
- O Proteínas totales
- O Gamma glutamil transpeptidasa (GGT)
- O Amilasa
- O Lipasa
- O D.H.L.
- O C.P.K.
- O C.P.K.M.B.
- O Troponina

- O Sodio
- O Potasio
- O Cloro
- O Calcio
- O Fósforo

(O Séricos / O Urinarios)

- O Gasometría arterial
- O Gasometría venosa

INMUNOLOGIA

- O H.I.V.
- O V.D.R.L.
- O H.C.G. en orina
- O Frac. B de H.C.G. suero (última regla: ___/___/___)
- O Antígeno prostático (P.S.A.)
- O Antígeno prostático libre
- O Cuantificación de H.C.G. (última regla: ___/___/___)
- O Reacciones febriles
- O Proteína C reactiva
- O Factor reumatoide
- O Antiestreptolisinas
- O Anticuerpos antiamiba
- O *Helicobacter pylori* en suero
- O Perfil tiroideo
- O Perfil ginecologico (última regla: ___/___/___)
- O Prueba para osteoporosis O DPD O NTx

PARASITOLOGIA

- O Coproparasitoscópico único
- O Coproparasitoscópico seriado
- O Amiba en fresco
- O PH, Leucocitos disacáridos
- O Frotis de moco fecal
- O Sangre oculta
- O Coprológico
- O *Helicobacter pylori* en heces
- O Rotavirus y adenovirus

BACTERIOLOGIA

Cultivo bacteriológico de:

- O Orina
- O Copro
- O Expectoración
- O Esperma
- O Ex. Vaginal
- O Ex. Uretral
- O Ex. Faringeo
- O Hemocultivo
- O ____________
- O Cultivo para hongos
- O Cultivo para *Mycobacterium tuberculosis*

BAAR

- O Expectoración u orina
- O Una muestra
- O Serie de ________

OTROS ESTUDIOS

- Espermatobioscopía directa
- Espermatobioscopía indirecta(Sims Huhner)
- O
- O ____________
- O ____________
- O ____________
- O ____________

FIRMA DEL PACIENTE
BAJO PROTESTA DE DECIR VERDAD

FIRMA DEL MEDICO

POR REQUERIMIENTOS LEGALES ES NECESARIO SE FIRME ESTA ORDEN MEDICA.
DATOS DE FACTURACION AL REVERSO.

ANEXO 2

CARTA DE CONSENTIMIENTO INFORMADO

Por medio de este conducto me doy por enterado (a) en participar en el proyecto de investigación titulado:

Modificación de los biomarcadores séricos de Hemoglobina Glucosilada y Glucosa en Ayuno posterior al tratamiento periodontal no quirúrgico.

En el presente estudio se tiene como propósito identificar el efecto positivo de la Terapia Periodontal sobre los Marcadores del Control Glicémico e Inflamatorios en el paciente diabético.

Reconozco que he sido informado (a) ampliamente sobre los posibles inconvenientes y beneficios derivados de mi participación en el estudio, por parte de los responsables de esta investigación, estando de acuerdo en cada uno de los términos expuestos.

El investigador se ha comprometido a darme información oportuna sobre cualquier procedimiento alternativo que pueda ser ventajoso para mi tratamiento, así como responder a cualquier pregunta y aclarar cualquier duda que se planteen acerca de los procedimientos que se lleven a cabo.

Tampico, Tamaulipas, ____ de ____________________ 2014.

MCD Abraham David Luna Sánchez.

Nombre y Firma del Paciente   Testigo

______________________   ______________________

Kolibri 360 GmbH
Ferdinand-Jühlke-Straße 7
99095 Erfurt, Deutschland
produktsicherheit@kolibri360.de

Druck:
CPI Druckdienstleistungen GmbH
im Auftrag der
Kolibri 360 GmbH
Ferdinand-Jühlke-Str. 7
99095 Erfurt